临床重症
与危重症急救

LINCHUANG ZHONGZHENG YU WEIZHONGZHENG JIJIU

冯明臣　等 主编

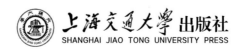

上海交通大学 出版社
SHANGHAI JIAO TONG UNIVERSITY PRESS

内容提要

　　本书是一本急危重症专业的书籍。在具体章节的安排和内容的编写中，首先介绍了休克相关监测与诊疗内容，涉及心源性休克、过敏性休克、低血容量性休克及感染性休克；然后着重介绍了神经系统急危重症、循环系统急危重症、呼吸系统急危重症、内分泌系统急危重症。针对各系统急危重症，就其发病机制、临床表现、辅助检查、诊断、治疗、手术技术、并发症及其防治等内容详细展开论述。本书适合急诊科及各科室临床医务工作人员参考使用。

图书在版编目（CIP）数据

　　临床重症与危重症急救 / 冯明臣等主编． --上海 ：
上海交通大学出版社，2021
　　　ISBN 978-7-313-25752-9

　　Ⅰ．①临…　Ⅱ．①冯…　Ⅲ．①急性病—急救②险症—急救　Ⅳ．①R459.7

　　中国版本图书馆CIP数据核字（2021）第223506号

临床重症与危重症急救
LINCHUANG ZHONGZHENG YU WEIZHONGZHENG JIJIU

主　　编：冯明臣　等
出版发行：上海交通大学出版社　　　　　　　地　　址：上海市番禺路951号
邮政编码：200030　　　　　　　　　　　　电　　话：021-64071208
印　　制：广东虎彩云印刷有限公司
开　　本：710mm×1000mm　1/16　　　　　经　　销：全国新华书店
字　　数：200千字　　　　　　　　　　　　印　　张：11.5
版　　次：2023年1月第1版　　　　　　　　插　　页：2
书　　号：ISBN 978-7-313-25752-9　　　　　印　　次：2023年1月第1次印刷
定　　价：198.00元

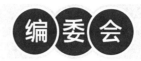

编委会

◎ **主 编**

冯明臣　张　萌　马　静

曾　超　郑敏娟

◎ **副主编**

林洁羽　陈晨晖　陆翠玲

施　于　杜　伟　孙保立

◎ **编　委**（按姓氏笔画排序）

马　静　冯明臣　孙保立

杜　伟　张　萌　陆翠玲

陈晨晖　林洁羽　郑敏娟

施　于　曾　超

主编简介

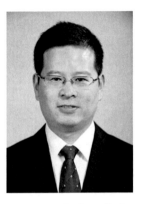

冯明臣

　　男，1977年生，副主任医师。毕业于青岛大学医学院临床医学专业，现就职于山东省济宁市第一人民医院重症医学科，现任山东医师协会重症感染医师分会委员，山东病理生理学会神经重症委员会委员，山东病理生理学会危重病医学青年委员会委员，济宁医学会重症医学分会委员。曾获"先进个人""先进工作者""优秀住培导师"等荣誉称号。发表论文7篇，出版著作3部，获得国家专利1项。

前　言
FOREWORD

急危重症医学是在国内 20 世纪末新兴并得以迅速发展起来的一门学科，该学科的特点是跨专业、多学科。目前，由于我国国民生活水平提高，交通工具逐渐增多，环境污染日益严重等问题的存在，患病人数日益增多，突发疾病和大范围传染病发生率上升，临床急危重症发病率居高不下，已经引起了医学界的广泛关注。急危重症病情复杂多变，既可单一脏器受损，也可多个器官、多个系统同时出现功能障碍，或者出现序惯性多器官功能损伤。面对这样的急危重症患者，能否迅速作出正确诊断和进行及时、有效的救治，以及监护患者生命体征变化，直接关系到患者的生命安危。近年来，急危重症的基础研究与临床应用都取得了明显的进步，大大增加了急危重症的治疗效果。为了满足临床急危重症工作的需要，我们组织编写了《临床重症与危重症急救》一书。

本书共 5 章，首先介绍了休克相关诊疗内容；然后介绍了各系统常见急危重症的诊断、救治措施，包括神经系统、循环系统、呼吸系统、内分泌系统。本书内容翔实、详略得当、条理清楚，旨在提高从事临床急危重症医务工作者的水平，使读者从整体上认识常见急危重症疾病的发生、发展规律，全面系统地领会和掌握急危重症医学的基本理论、基本技能、基本操作、基本诊断与治疗方法，帮助临床相关工作者达到医疗质量持续改进，帮助患者降低风险，提高临床治疗效果的目的。

鉴于编者水平有限,加之时间仓促,难免有瑕疵及不足之处,希望各位同仁不吝赐教、批评指正,共同为急危重症医疗发展做出贡献。

《临床重症与危重症急救》编委会

2021 年 7 月

目 录
CONTENTS

第·一·章

休 克

第一节 心源性休克

心源性休克是指由于心排血功能衰竭,心排血量锐减,而导致血压下降、周围组织供血严重不足,以及器官功能进行性衰竭的临床综合征。心源性休克是心脏病最危重的并发症之一,死亡率极高。

一、病因

(一)急性心肌梗死

(1)大面积心肌丧失(如大块前壁心肌梗死)。

(2)急性机械性损害(如室间隔破裂、急性严重二尖瓣反流)。

(3)急性右心室梗死。

(4)左心室游离壁破裂。

(5)左心室壁瘤。

(二)瓣膜性心脏病

(1)严重瓣膜狭窄。

(2)急性主动脉瓣或二尖瓣关闭不全。

(三)非瓣膜性梗阻性疾病

(1)心房黏液瘤或球瓣样血栓。

(2)心脏压塞。

(3)限制型心肌病(如淀粉样变性)。

(4)缩窄性心包疾病。

(四)非缺血性心肌病变

(1)暴发性心肌炎。

(2)生理性抑制剂(如酸中毒、缺氧)。

(3)药理性抑制剂(如钙通道阻滞剂)。

(4)病理性抑制剂(如心肌抑制因子)。

(五)心律失常

(1)严重缓慢性心律失常(如高度房室传导阻滞)。

(2)快速性心律失常:①室性(如室性心动过速)。②室上性(如心房颤动)或心房扑动伴快速心室反应。

二、发病机制和分类

临床上常根据产生休克的机制和血流动力学特点,把心源性休克概括为以下几类。

(一)心肌收缩力极度降低

其包括大面积心肌梗死、急性暴发性心肌炎和各种原因引起的心肌严重病变。

(二)心室射血障碍

其包括严重乳头肌功能不全或腱索、乳头肌断裂引起的急性二尖瓣反流、瓣膜穿孔所致的急性严重的主动脉瓣或二尖瓣关闭不全、室间隔穿孔等。

(三)心室充盈障碍

其包括急性心包压塞、严重二尖瓣狭窄、左心房黏液瘤或球瓣样血栓堵塞二尖瓣口、严重的快速性心律失常等。

以上病因中以急性心肌大面积坏死引起的心源性休克最为重要,是本节讨论的重点。过去急性心肌梗死住院患者中心源性休克的发生率在10%以上,近年来由于早期血管再通及其他治疗的进步,发生率已明显降低。急性心肌梗死并发心源性休克极少即刻发生,而通常发生在几小时或几天后,约半数患者发生在起病24小时内。采用常规治疗,急性心肌梗死并发心源性休克的病死率在80%以上。

三、病理生理和血流动力学改变

急性心肌梗死发生后立即出现梗死区心肌收缩功能障碍。按其程度可分为收缩减弱、不收缩和收缩期反常膨出 3 类。梗死区心肌收缩功能障碍可使心肌收缩力减退,心肌收缩不协调,心排血量降低。当梗死累及 40％以上的左心室心肌时,即导致心排血量锐减,血压下降,发生心源性休克。由于左前降支的供血范围最广,因此心源性休克最常发生于前壁心肌梗死的患者。有陈旧性心肌梗死和 3 支冠状动脉病变的患者也较易发生心源性休克。

每搏输出量降低使左心室收缩末期容量增加,左心室舒张末期容量也跟着增加,引起左心室充盈压(左心室舒张末压)增高。左心室充盈压增高的另一原因是梗死区心室壁由于水肿、浸润等改变,致左心室舒张期顺应性降低,左心室容积-压力曲线向左上偏移,与正常相比,需要较高的充盈压才能获得同等量的舒张期充盈。因此,急性心肌梗死心源性休克的血流动力学改变以血压下降、心排血量显著降低和左心室充盈压显著增高为特征。

左心室充盈压增高使左心室室壁张力增加,因而增加了心肌耗氧量;血压下降使冠状动脉灌注压不足,因而降低了心肌的供氧量,两者均加重梗死区的缺血坏死。此外,血压下降产生代偿性交感兴奋,去甲肾上腺素和肾上腺素分泌增加,其结果是心率增快,非梗死区心肌收缩力增强,心、脑以外的小动脉收缩使周围血管总阻力增加。代偿机制的启动最初可能使血压得到暂时维持,但周围血管阻力增加使心排血量进一步减少,也使左心室的做功量和耗氧量增加,因而使心肌缺血坏死的范围进一步扩大,左心室功能进一步恶化。这又加重了心排血量的降低和血压的下降,进一步刺激交感神经系统,使去甲肾上腺素和肾上腺素的分泌进一步增加,形成恶性循环,并最终导致不可逆性休克。

心源性休克时,组织的严重缺氧导致严重的代谢障碍,出现代谢性酸中毒,血中乳酸和丙酮酸浓度增高。

除丧失大片有活力的心肌外,以下并发症可促发休克的发生:①严重的心动过速或心动过缓,伴或不伴心房功能的丧失。②范围较大的收缩期膨出节段于心室收缩时成为贮存血液的腔,心排血量因而显著降低。③并发心脏射血机械障碍,如室间隔破裂、严重乳头肌功能障碍、乳头肌或腱索断裂。

心源性休克时,患者收缩压＜10.7 kPa(80 mmHg),心脏指数通常＜1.8 L/(min・m²),肺动脉楔压＞2.4 kPa(18 mmHg)。

四、诊断

急性心肌梗死并发心源性休克的基本原因是心肌大面积的梗死(＞40％左心室心肌),又称原发性休克,属于真正的心源性休克。其诊断需符合以下几点。

（1）收缩压＜10.7 kPa(80 mmHg)并持续 30 分钟以上。

（2）有器官和组织灌注不足表现,如神志混乱或呆滞、四肢厥冷、发绀、出汗,一般尿量＜20 mL/h。

（3）排除了由其他因素引起的低血压,如剧烈疼痛、低血容量、严重心律失常、抑制心脏和扩张血管药物的影响。

广义的心源性休克包括严重右心室梗死、梗死后机械性并发症如室间隔破裂、乳头肌和腱索断裂等引起的休克。而低血容量和严重心律失常引起的低血压于补充血容量和纠正心律失常后血压即可回升,在急性心肌梗死中不认为是心源性休克。

五、急性心肌梗死并发心源性休克的监测

(一)临床监测

其包括体温、呼吸、心率、神志改变、皮肤温度、出汗情况、有无发绀、颈静脉充盈情况、尿量(多数患者需留置导尿管)等。以上指标每 30 分钟或更短时间记录 1 次。

(二)心电图监测

观察心率和心律变化,随时发现心律失常并做出相应的治疗。

(三)电解质

酸碱平衡和血气监测。

(四)血流动力学监测

急性心肌梗死并发心源性休克时需做血流动力学监测,随时了解血流动力学的变化以指导治疗。

动脉血压是最重要的血流动力学指标。休克时外周小血管强烈收缩,袖带血压计测量血压有时不准确,甚至测不到,因此心源性休克时需动脉插管直接测压。

应用顶端带有气囊的血流导向气囊导管可获得重要的血流动力学参数。导管顶端嵌入肺动脉分支后测得的是肺动脉楔压(pulmonary arterial wedge pressure,PAWP),其值与左心房舒张末压及左心室充盈压接近,可间接反映左心室充盈压。气囊放气后测得的是肺动脉压。在无肺小动脉广泛病变时,肺动脉舒张末压比 PAWP 高 0.13～0.27 kPa(1～2 mmHg)。测肺动脉舒张末压的优点是可以持续监测,用以代替测量PAWP。漂浮导管的近端孔位于右心房内,可以监测右心房舒张末压。漂浮导管远端有热敏电阻,利用热稀释法可以测定心排血量,心排血量与体表面积之比为心排血指数。心源性休克时主张留置漂浮导管。

PAWP 是一项有重要价值的血流动力学指标:①反映左心室充盈压,因而反映左心室受损程度。②反映肺充血程度:PAWP 正常为 1.06～1.60 kPa(8～12 mmHg),在 2.4～2.7 kPa(18～20 mmHg)时开始出现肺充血,2.7～3.3 kPa(20～25 mmHg)时为轻至中度肺充血,3.3～4.0 kPa(25～30 mmHg)时为中至重度肺充血,>4.0 kPa(30 mmHg)时出现肺水肿。急性心肌梗死并发心源性休克的患者常伴有不同程度的肺充血。这些患者在临床表现和 X 线肺部改变出现之前已有 PAWP 增高,治疗中 PAWP 的降低又先于肺部湿啰音和肺部 X 线改变的消失,因此监测 PAWP 变化有利于早期发现和指导治疗肺充血和肺水肿。③在治疗中为左心室选择最适宜的前负荷,其值在 2.0～2.7 kPa(15～20 mmHg)。这一压力范围能使左心室心肌提高心排血量,又不会因 PAWP 过高导致肺充血。④鉴别心源性休克与低血容量引起的低血压:这是两种发病机制、治疗方法及预后完全不同的情况,鉴别极为重要。心源性休克时 PAWP 常>2.4 kPa(18 mmHg),而低血容量引起的低血压时 PAWP 常<2.0 kPa(15 mmHg)。

血流动力学监测还能明确休克发生过程中不同因素的参与情况。下壁梗死合并严重右心室梗死所致的休克时,右心房舒张末压(反映右心室充盈压)显著增高,可达 2.1～3.7 kPa(16～28 mmHg),而 PAWP 则正常或稍增高。乳头肌和腱索断裂时,PAWP 显著增高,PAWP 曲线出现大 V 波。室间隔破裂时由于由左向右分流,右心室和肺动脉的血氧饱和度增高。这些改变可帮助临床医师对上述并发症作出诊断并指导治疗。

需要指出的是,心肌梗死时累及的是左心室心肌,表现为左心室功能受损,而右心室功能较正常,因而不应当依靠中心静脉压指导输液或应用血管扩张药,以免判断错误。当单纯左心室梗死并发肺充血时,PAWP 升高而中心静脉压可正常,如果根据中心静脉压值输液,将会加重肺充血。对于少数下壁心肌梗死合并右心室梗死的患者,中心静脉压可作为输液的参考指标。

漂浮导管及桡动脉测压管的留置时间一般不应超过 72 小时。

(五)超声心动图的应用

床边多普勒二维超声心动图用于急性心肌梗死休克患者的检查,既安全,又能提供极有价值的资料。可用于测定左心室射血分数和观察心室壁活动情况;

可帮助发现有无右心室受累及其严重程度,并与心包压塞相鉴别;对于手术可修补的机械缺损,如室间隔破裂、心室壁破裂、乳头肌和腱索断裂等可作出明确的诊断。

六、治疗

急性心肌梗死并发心源性休克的病死率非常高,长期以来在80%以上。近年来治疗上的进步已使病死率有较明显降低。

急性心肌梗死并发心源性休克的治疗目的:①纠正低血压,提高心排血量以增加冠状动脉及周围组织器官的灌注。②降低过高的PAWP以治疗肺充血。③治疗措施应能达到以上目的,而又有利于心肌氧的供耗平衡,有利于减轻心肌缺血损伤和防止梗死范围扩大。治疗原则是尽早发现、尽早治疗。治疗方法包括药物治疗、辅助循环治疗,以及紧急血运重建术。

(一)供氧

急性心肌梗死并发心源性休克时常有严重的低氧血症。低氧血症可加重梗死边缘缺血组织的损害,使梗死范围扩大,心功能进一步受损。而且,低氧血症使心绞痛不易缓解,并易诱发心律失常,因此需常规给氧。可用鼻导管或面罩给氧。如一般供氧措施不能使动脉血氧分压维持在8.0 kPa(60 mmHg)以上时,应考虑经鼻气管内插管,做辅助通气和正压供氧。呼气末正压通气除可有效地纠正低氧血症外,还可减少体静脉回流而有效降低左心室充盈压。当患者情况好转而撤除呼吸机时,在恢复自发呼吸过程中可发生心肌缺血,因此需小心进行。撤机过程中做间歇强制性通气可能有利。

应用人工呼吸机治疗时,需密切观察临床病情和血气变化,以调整呼吸机各项参数。

(二)镇痛

急性心肌梗死心前区剧痛可加重患者的焦虑,刺激儿茶酚胺分泌,引起冠状动脉痉挛和心律失常,诱发或加重低血压,因此需积极治疗。除应用硝酸甘油等抗心肌缺血药物外,最常用的镇痛药是吗啡5～10 mg皮下注射;或2～5 mg,加于葡萄糖液中缓慢静脉注射。吗啡可能使迷走神经张力增加引起呕吐,可用阿托品0.5～1 mg静脉注射对抗。下壁心肌梗死并发心动过缓者,可改用哌替啶50～100 mg肌内注射;或25 mg,加于葡萄糖液中缓慢静脉注射。

(三)补充血容量

急性心肌梗死并发心源性休克时,输液需在PAWP指导下进行。PAWP在

2.4 kPa(18 mmHg)以上时不应做扩容治疗,以免加重肺充血甚至造成肺水肿,这时 24 小时的输液量可控制在 2 000 mL 左右。如 PAWP<2.4 kPa(18 mmHg),应试行扩容治疗,并密切观察 PAWP 的变化。因心源性休克和血容量不足可以并存,补充血容量可获得最佳左心室充盈压,从而提高心排血量。可用右旋糖酐40～50 mL 静脉注射,每15 分钟注射 1 次。如 PAWP 无明显升高而血压和心排血量改善,提示患者血容量不足,应继续按以上方法扩容治疗。如 PAWP 升高>2.4 kPa(18 mmHg),而血压和心排血量改善不明显,应停止扩容治疗,以免诱发左心衰竭。

(四)肾上腺素受体激动药

心源性休克治疗中应用肾上腺素受体激动药的目的:①兴奋 α 受体使周围小动脉收缩以提升血压,使至关重要的冠状动脉灌注压提高,改善心肌灌流。②兴奋 β 受体使心肌收缩力增强以增加心排血量。去甲肾上腺素和多巴胺均具有这两方面作用。此外,多巴胺剂量在 10 μg/(min·kg)以下时还具有兴奋多巴胺受体的作用,这一作用使肾和肠系膜小动脉舒张,可增加尿量并缓和外周血管总阻力的增高。去甲肾上腺素的升压作用强于多巴胺,增快心率的程度则较轻。当患者收缩压<9.3 kPa(70 mmHg)时,首选去甲肾上腺素,剂量为 0.5～30 μg/min,以达到迅速提高动脉压、增加冠状动脉灌注的目的。收缩压提高至 12.0 kPa(90 mmHg)后可试改用多巴胺静脉滴注,剂量为 5～15 μg/(min·kg)。对收缩压>9.3 kPa(70 mmHg)有休克症状和体征的患者,可首选多巴胺治疗。在应用多巴胺的过程中,假如剂量需>20 μg/(min·kg)才能维持血压,则需改用或加用去甲肾上腺素。该药仍然是心源性休克治疗中的重要药物。对收缩压>9.3 kPa(70 mmHg),但无明显休克症状和体征的休克患者,可选用多巴酚丁胺。该药具有强大的 β_1 受体兴奋作用,而无 α 受体兴奋作用,能显著提高心排血量,但升压作用较弱,剂量为2～20 μg/(min·kg)。多巴酚丁胺可与多巴胺合用。多巴酚丁胺无明显升压作用,在低血压时不能单用。使用以上药物时需密切监测心电图、动脉压和肺动脉舒张末压,并定期测定心排血量。治疗有效时动脉压上升,心排血量增加,肺动脉压可轻度降低,心率则常增加。以后随休克改善,心率可较用药前减慢。监测过程中如发现收缩压已超过 17.3 kPa(130 mmHg),心率较用药前明显增快,出现室性心律失常,或 ST 段改变程度加重,均需减小剂量。

心源性休克时周围小动脉已处于强烈收缩状态,兴奋 α 受体的药物虽可提高血压,但也使周围小动脉更强烈收缩,使衰竭的心脏做功进一步增加,并可能形成恶性循环。因此,在血压提升后需加血管扩张药治疗。

(五)血管扩张药

急性心肌梗死并发心源性休克低血压时,不宜单用血管扩张药,以免加重血压下降,损害最为重要的冠状循环。当应用肾上腺素受体激动药把血压提高至13.3 kPa(100 mmHg)以上时,即应加用血管扩张药,可起到以下作用:①减少静脉回流使肺充血或肺水肿减轻,左心室充盈压下降。②周围血管阻力降低,使心排血量增加,心脏做功减轻。③上述作用使心肌耗氧量降低,使心肌缺血改善。换言之,加用血管扩张药可进一步改善左心室功能,并有利于限制梗死范围的扩大。

最常用的血管扩张药是硝酸甘油和硝普钠。两药相比较,硝酸甘油有扩张心外膜冠状动脉改善心肌缺血的优点,而硝普钠舒张外周血管的作用更为强大。两药的剂量接近,开始剂量通常为5～10 μg/min,然后每5分钟左右增加5～10 μg/min,直到出现良好的效应。其指标是:①心排血量增加,体循环血管阻力减小。②PAWP降低,但应避免过度降低以致左心室前负荷不足,影响心排血量,PAWP以降至2.0～2.7 kPa(15～20 mmHg)最为适宜。③收缩压通常降低1.3 kPa(10 mmHg),心率增加10次/分。血管扩张药显著提高心排血量的有益效应可抵消收缩压轻度下降带来的不利效应。④胸痛缓解,肺部啰音减少,末梢循环改善,尿量增多。

急性心肌梗死并发严重乳头肌功能不全、乳头肌和腱索断裂或室间隔破裂时,应使用血管扩张药治疗,可有效地减轻二尖瓣反流或左心室向右心室分流,增加前向血流量,是外科手术前的重要治疗措施。

血管扩张药应用时必须密切监测血压,收缩压下降过多会影响冠状动脉灌注。血管扩张药一般需与肾上腺素受体激动药或机械辅助循环合用,使血流动力学得到更大的改善,并避免对血压的不利影响。经以上治疗后,部分患者血流动力学趋于稳定,能度过危险而得以生存。但更多的患者应用血管扩张药后或血压难以维持,或病情暂时好转后又再度恶化,最终死于不可逆性休克。单纯应用药物治疗,心源性休克的病死率仍在80%以上。其中50%患者的死亡发生于休克后10小时内,2/3患者的死亡发生于休克后24小时内。

(六)机械辅助循环

1.主动脉内球囊反搏(intra-aortic balloon pump,IABP)

IABP是心源性休克治疗中的重要措施。其作用原理是将附有可充气的气囊导管插至胸主动脉,用患者心电图的 QRS 波群触发反搏。气囊在舒张期充气能显著提高主动脉舒张压,因而增加冠状动脉舒张期灌注,增加心肌供氧。气囊在收缩期排气可降低主动脉收缩压和左心室后负荷,因而增加心排血量和降低左心室充盈压,减少心肌耗氧量。IABP 有药物不能比拟的优点:肾上腺素受体激动药在增加心肌收缩力的同时也增加心肌耗氧量,血管扩张药在降低心脏负荷的同时也降低心脏的灌注压。IABP 治疗能使血压在短期内纠正,这时应继续反搏 2～4 天或更长时间,使病情保持稳定,然后将反搏次数减为 2∶1,3∶1,4∶1,直到完全中断。气囊留置1天再撤离,以保证再次出现休克时能重复反搏。IABP 能改善休克患者的血流动力学,但多数患者随着反搏中断,病情也跟着恶化,使 IABP 难以撤离。这种"反搏依赖"现象的产生是由于梗死面积过大,剩余心肌不足以维持有效循环。IABP 的疗效与心源性休克发生后应用是否足够早有密切关系,因此应尽早应用。IABP 疗效与心源性休克发生的早晚亦有密切关系。心源性休克发生于梗死后 30 小时内,特别是 12 小时内的患者,治疗效果明显优于心源性休克发生于发病 30 小时后的患者。IABP 的最重要用途是用于紧急经皮冠脉介入术或紧急冠状动脉搭桥术前的辅助治疗。

急性心肌梗死并发室间隔破裂或乳头肌和腱索断裂时,应立即做 IABP,在 IABP 支持下尽早手术治疗。

2.其他辅助循环

主要包括静-动脉转流术和左心室辅助装置,但在临床应用的广泛性上远不如 IABP。IABP 加药物治疗心源性休克的病死率报道不一,但仍然可高达 65%～80%。

(七)血管再通疗法

急性心肌梗死并发心源性休克治疗中最积极有效的方法是使梗死相关动脉再通,恢复梗死缺血区的血流,尽可能挽救仍然存活的心肌细胞,限制梗死区的不断扩大,可有效地改善患者的早期和远期预后。

1.溶栓疗法

大规模临床试验结果显示,急性心肌梗死合并心源性休克患者接受早期溶栓治疗,住院生存率为 20%～50%。由于这些患者需常规插管做血流动力学监测、IABP 辅助循环或做血管重建术,溶栓治疗会增加出血的危险,因此,不主张对升压药无反应的严重心源性休克患者单独进行静脉溶栓治疗。但如果患者对升压药有反应,可行静脉溶栓治疗。

2.血运重建术

其包括紧急经皮冠脉介入术和紧急冠状动脉搭桥术。心源性休克发生于心肌梗死后 36 小时内伴 ST 段抬高或左束支传导阻滞的 75 岁以下,能在休克发生后 18 小时内实施血运重建术的患者,建议行经皮冠脉介入术或冠状动脉搭桥术。非随机性研究结果显示,急性心肌梗死合并心源性休克,应用经皮冠脉介入术或冠状动脉搭桥术对闭塞的梗死相关冠状动脉做血运重建,可使患者住院生存率提高至 70%。由于急性心肌梗死并发心源性休克患者紧急冠状动脉搭桥术死亡率明显高于无心源性休克的患者,手术复杂,技术要求高,而经皮冠脉介入术较简便,再灌注快,因此经皮冠脉介入术是急性心肌梗死并发心源性休克的首选血运重建方法。这时仅进行梗死相关动脉的扩张,其余血管的狭窄待患者恢复后择期进行。紧急冠状动脉搭桥术主要用于冠状动脉造影显示病变不适于经皮腔内冠状动脉成形术而很适合旁路移植,或经皮腔内冠状动脉成形术未能成功的患者。急性心肌梗死并发心源性休克血运重建成功的患者,住院存活率可提高至 50%～70%,而且有较好的远期预后。

少数情况下,心源性休克的主要原因为心脏结构破损,应分别做紧急室间隔修补术、紧急二尖瓣修补术或置换术,兼做或不做冠状动脉旁路移植术,手术的住院存活率约 50%。

(八)严重右心室梗死或低血容量并发低血压的治疗

急性下壁心肌梗死因左心室充盈不足所致的低血压,除少数是由于应用血管扩张药或利尿剂或其他原因引起的血容量不足外,多数是由于并发了严重右心室心肌梗死。这类患者有低血压、少尿和右心衰竭的表现。治疗原则为迅速补充血容量,直到血压稳定,左心室充盈压(用 PAWP 表示)达到 2.7 kPa(20 mmHg)。可同时应用肾上腺素受体激动药。因多巴胺使肺血管阻力增加,所以临床认为多巴酚丁胺优于多巴胺。

(九)并发肺充血、肺水肿的治疗

单纯肺充血或肺水肿而无休克的患者,首选血管扩张药治疗。如单用血管扩张药治疗左心衰竭改善不满意,可加用多巴酚丁胺或多巴胺治疗。单用血管扩张药后出现血压下降,亦需加用多巴胺治疗。肺水肿的患者还需应用吗啡5～10 mg 皮下注射;或 2～5 mg,加于葡萄糖液中缓慢静脉注射。呋塞米20～40 mg,加于葡萄糖液中静脉注射,以迅速降低 PAWP 和缓解症状。近年来应用重组脑钠肽治疗急性左心衰竭和肺水肿疗效明显。对严重左心衰竭的患者,应考虑使用 IABP 治疗。

心源性休克时左心室充盈压常在 2.4 kPa(18 mmHg)以上,但左心衰竭的症状可明显或不明显。心源性休克合并左心衰竭时的治疗原则和治疗方法与不合并明显左心衰竭时相同。正性肌力药物通常选用去甲肾上腺素、多巴胺或多巴酚丁胺或两者合用,视患者血压情况而定。心肌梗死合并心力衰竭不主张使用洋地黄,但若有心脏扩大,合并快速心房颤动或心房扑动,或有明显的窦性心动过速时,也可酌情应用毛花苷 C 0.2～0.4 mg,加于葡萄糖液中缓慢静脉注射。

双吡啶类药物也可以用于治疗左心衰竭。作用机制主要与抑制磷酸二酯酶Ⅲ有关。通过增加心肌细胞和血管平滑肌细胞内的环腺苷酸,使心肌收缩力增强和外周血管扩张,可增加心排血量,降低 PAWP 和外周血管阻力。制剂有氨力农和米力农。氨力农少用,常用米力农剂量为25～75 $\mu g/kg$,稀释后静脉注射。由于米力农有舒张周围血管、降低血压的作用,于心源性休克合并左心衰竭时应用需慎重。

心肌梗死后心功能不全时应用洋地黄和利尿剂可减轻症状,改善心功能,但尚无证据能改善患者的远期存活率。血管紧张素转化酶抑制剂是治疗这类患者的首选药物。现已有许多大规模、多中心、随机、双盲、设对照组的临床试验证明该类药物可改善心功能及改善生存率。这类药物种类很多,常用的有卡托普利、依那普利、雷米普利、培哚普利和赖诺普利。从小剂量开始,逐次递增剂量。对心肌梗死伴左心衰竭的患者,在出院前应开始应用 β 受体阻滞剂作为二级预防。β 受体阻滞剂是改善患者预后的重要药物。研究表明,醛固酮受体阻滞剂用于二级预防也能降低死亡和再入院的风险。临床试验表明,急性心肌梗死合并左心功能不全接受钙通道阻滞剂治疗的患者,病死率高于安慰剂组。因此,对这类患者不应该用钙通道阻滞剂治疗心肌缺血。

第二节　过敏性休克

过敏性休克是指某些抗原物质(特异性变应原)再次进入已经致敏的机体后,迅速发生的以急性循环衰竭为主的全身性免疫反应。过敏性休克是过敏性疾病中最严重的状况。

一、病因和发病机制

引起过敏性休克的抗原物质主要有以下几类。

11

（一）药物

主要涉及抗生素（如青霉素及其半合成制品）、麻醉药、解热镇痛消炎药、诊断性试剂（如磺化 X 线造影剂）等。

（二）生物制品

异体蛋白，包括激素、酶、血液制品（清蛋白、丙种球蛋白等）、异种血清、疫苗等。

（三）食物

某些异体蛋白含量高的食物，如蛋清、牛奶、虾、蟹等。

（四）其他

昆虫蜇咬、毒蛇咬伤、天然橡胶、乳胶等。

过敏性休克的发生是由于机体对于再次进入的抗原免疫反应过强所致，其发病的轻重缓急与抗原物质的进入量、进入途径及机体免疫反应能力有关。

二、病理生理

抗原初次进入机体时，刺激 B 细胞产生 IgE 抗体，结合于肥大细胞和嗜碱性粒细胞表面（致敏细胞）；当抗原再次进入机体时，迅速与体内已经存在于致敏细胞上的 IgE 结合并激活受体，使致敏细胞快速释放大量组胺、5-羟色胺、激肽与缓激肽、白三烯、血小板活化因子等生物活性物质，导致全身毛细血管扩张、通透性增加，多器官充血水肿；同时，由于液体的大量渗出，使有效循环血量急剧减少，回心血量减少导致心排量下降，血压骤降，迅速进入休克状态。

三、临床表现

大多数患者在接触变应原后 30 分钟内，甚至几十秒内突然发病，可在极短时间内进入休克状态。表现为大汗、心悸、面色苍白、四肢湿冷、血压下降、脉细速等循环衰竭症状。多数患者在休克之前或同时出现一些过敏相关症状，如荨麻疹、红斑或瘙痒；眼痒、打喷嚏、流鼻涕、声嘶等黏膜水肿症状；刺激性咳嗽、喉头水肿、哮喘和呼吸窘迫等呼吸道症状；恶心、呕吐、腹痛、腹泻等消化道症状；烦躁不安、头晕、抽搐等神经系统症状。严重者可死于呼吸、循环衰竭。

四、诊断

过敏性休克的诊断依据：有过敏史和变应原接触史；休克前或同时有过敏的特有表现；有休克的表现。当患者在做过敏试验、用药或注射生物制剂时突然出现过敏和休克表现,应立即考虑过敏性休克的发生。

五、治疗

一旦出现过敏性休克,应立即就地抢救。使患者平卧,立即吸氧,建立静脉通路。

(一)立即脱离变应原

停用或清除可疑引起变态反应的物质。结扎或封闭虫蜇或蛇咬部位以上的肢体,减少过敏毒素的吸收,应注意15分钟放松1次,以免组织坏死。

(二)应用肾上腺素

肾上腺素是抢救的首选用药。立即皮下或肌内注射0.1%肾上腺素0.5～1 mL,如果效果不满意,可间隔5～10分钟重复注射0.2～0.3 mL。严重者可将肾上腺素稀释于5%葡萄糖液中静脉注射。

(三)糖皮质激素的应用

常在应用肾上腺素后静脉注射地塞米松,随后酌情静脉滴注,休克纠正后可停用。

(四)保持呼吸道通畅

喉头水肿者,如应用肾上腺素后不缓解,可行气管切开;支气管痉挛者,可用氨茶碱稀释后静脉滴注或缓慢静脉注射。

(五)补充血容量

迅速静脉滴注低分子右旋糖酐或晶体液(林格液或生理盐水),随后酌情调整。注意输液速度。有肺水肿者,补液速度应减慢。

(六)血管活性药的使用

上述处理后血压仍较低者,可给予去甲肾上腺素、间羟胺、多巴胺等缩血管药,以维持血压。

(七)抗过敏药及钙剂的补充

常用异丙嗪或氯苯那敏肌内注射,10%葡萄糖酸钙10～20 mL稀释后静脉注射。

六、预后

由于发病突然,如抢救不及时,病情可迅速进展,最终可导致呼吸和循环衰竭而致死、危及生命。如得到及时救治,则预后良好。

第三节　低血容量性休克

低血容量性休克是指各种原因引起的急性循环容量丢失,从而导致有效循环血量与心排血量减少、组织灌注不足、细胞代谢紊乱和功能受损的病理生理过程。临床上创伤失血仍是发生低血容量性休克最为常见的原因,而与低血容量性休克相关的内科系统疾病则以上消化道出血(如消化性溃疡、肝硬化、胃炎、急性胃黏膜病变、胆管出血、胃肠道肿瘤)、大咯血(如支气管扩张、结核、肺癌、心脏病)和凝血机制障碍(血友病等)较为多见,过去常称为失(出)血性休克。呕吐、腹泻、脱水、利尿等原因也可引起循环容量在短时间内大量丢失,从而导致低血容量性休克的发生。

低血容量性休克的主要病理生理改变是有效循环血容量急剧减少、组织低灌注、无氧代谢增加、乳酸性酸中毒、再灌注损伤,以及内毒素易位,最终导致多器官功能障碍综合征。低血容量性休克的最终结局自始至终与组织灌注相关,因此,提高其救治成功率的关键在于尽早去除休克病因的同时,尽快恢复有效的组织灌注,以改善组织细胞的氧供,重建氧的供需平衡和恢复正常的细胞功能。

一、诊断

(一)临床表现特点

(1)有原发病的相应病史和体征。

(2)有出血征象:根据不同病因可表现为咯血、呕血或便血等。一般而言,呼吸系统疾病如支气管扩张、空洞型肺结核、肺癌等,多表现为咯血,同时可伴有咳嗽、气促、呼吸困难、发绀等征象。此外,心脏病也是咯血常见原因之一,可由左心衰竭所致肺水肿引起,也可由肺静脉、肺动脉破裂出血所致,临床上以二尖瓣病变狭窄和(或)关闭不全、原发性和继发性肺动脉高压、肺动脉栓塞和左心衰竭多见。上消化道出血可表现为呕血和(或)黑便,大量出血时大便可呈暗红色,而下消化道出血多表现为便血。

(3)有休克征象和急性贫血的临床表现,且与出血量成正比。一般而言,成人短期内失血达750～1 000 mL时,可出现面色苍白、口干、烦躁、出汗,心率约100 次/分,收缩压降至 10.7～12.0 kPa(80～90 mmHg);失血量达 1 500 mL 左右时,则上述症状加剧,表情淡漠、四肢厥冷,收缩压降至8.0～9.3 kPa(60～

70 mmHg），脉压明显缩小，心率 100～120 次/分，尿量明显减少；失血量达 1 500～2 000 mL 时，则面色灰白、发绀、呼吸急促、四肢冰冷、表情极度淡漠，收缩压降至5.3～8.0 kPa（40～60 mmHg），心率超过 120 次/分，脉细弱无力；失血量超过 2 000 mL，收缩压降至 5.3 kPa（40 mmHg）以下或测不到，脉搏微弱或不能扪及，意识不清或昏迷，无尿。此外，休克的严重程度不仅同出血量多少有密切关系，且与出血速度有关。在同等量出血的情况下，出血速度越快，则休克越严重。2007 年中华医学会重症医学分会有关低血容量性休克复苏指南中，以失血性休克为例估计血容量的丢失，根据失血量等指标将失血分成 4 级（表 1-1）。

表 1-1 失血的分级

分级	失血量(mL)	失血量占血容量比例(%)	心率(次/分)	血压	呼吸频率(次/分)	尿量(mL/h)	神经系统症状
I	＜750	＜15	≤100	正常	14～20	＞30	轻度焦虑
II	750～1 500	15～30	＞100	下降	20～30	20～30	中度焦虑
III	15 000～2 000	30～40	＞120	下降	30～40	5～20	萎靡
IV	＞2 000	＞40	＞140	下降	＞40	无尿	昏睡

注：成人平均血容量约占体重的 7%（或 70 mL/kg），上表按体重 70 kg 估计

（二）实验室和其他辅助检查特点

（1）血红细胞、血红蛋白和血细胞比容短期内急剧降低。但必须指出，出血早期（10 小时内）由于血管及脾脏代偿性收缩，组织间液尚未进入循环以扩张血容量，可造成血细胞比容和血红蛋白无明显变化的假象，在分析血常规时必须加以考虑。

（2）对于一开始就陷入休克状态，还未发生呕血及黑便的消化道出血者，此时应插管抽取胃液及进行直肠指检，有可能发现尚未排出的血液。

（3）某些内出血患者如宫外孕、内脏破裂等可无明显血液排出（流出）体外迹象，血液可淤积在体腔内，对这一类患者除详细询问病史、体检外，必要时应做体腔穿刺，以明确诊断。

（4）根据出血部位和来源，待病情稳定后可做相应检查，以明确病因和诊断。如咯血患者视病情可做胸部 X 线检查、支气管镜检、支气管造影等；心源性咯血可做超声心动图、多普勒血流显像、X 线和心电图等检查；消化道出血者可做胃肠钡餐检查、胃镜、结肠镜、血管造影等检查；肝胆疾病可做肝功能和胆管镜检查，以及腹部超声检查，必要时做计算机断层扫描术或磁共振成像检查；疑为血

液病患者可做出、凝血机制等有关检查。

(三)低血容量性休克的监测和临床意义

低血容量性休克复苏指南指出,以往主要依据病史、症状、体征,如精神状态改变、皮肤湿冷、收缩压下降或脉压减小、尿量减少、心率增快、中心静脉压降低等指标来诊断低血容量性休克,但这些传统的诊断标准有其局限性。近年来发现,氧代谢与组织灌注指标对低血容量性休克早期诊断有更重要的参考价值。有研究证实血乳酸和碱缺失在低血容量性休克的监测和预后判断中具有重要意义。

1.一般监测

其包括皮温与色泽、心率、血压、尿量和精神状态等监测指标。这些指标虽然不是低血容量性休克的特异性监测指标,但仍是目前临床工作中用来观察休克程度和治疗效果的常用指标。

(1)低体温可引起心肌功能障碍和心律失常,当中心体温<34 ℃时,可导致严重的凝血功能障碍。

(2)心率加快通常是休克的早期诊断指标之一,但心率不是判断失血量多少的可靠指标,比如年轻患者就可以通过血管收缩来代偿中等量的失血,仅表现为轻度心率增快。

(3)至于血压,将平均动脉压维持在8.0～10.7 kPa(60～80 mmHg)是比较恰当的。

(4)尿量间接反映循环状态,是反映肾灌注较好的指标,当尿量<0.5 mL/(kg·h)时,应继续进行液体复苏。临床工作中还应注意到患者出现休克而无少尿的情况,例如高血糖和造影剂等有渗透活性的物质可以造成渗透性利尿。

2.其他常用临床指标的监测

(1)动态观察红细胞计数、血红蛋白及血细胞比容的数值变化,可了解血液有无浓缩或稀释,对低血容量性休克的诊断、判断是否存在继续失血有参考价值。有研究表明,血细胞比容在4小时内下降10%提示有活动性出血。

(2)动态监测电解质和肾脏功能,对了解病情变化和指导治疗十分重要。

(3)在休克早期即进行凝血功能的监测,对选择适当的容量及液体种类有重要的临床意义。常规凝血功能监测包括血小板计数、凝血酶原时间、活化部分凝血活酶时间、国际标准化比值和D-二聚体等。

3.动脉血压监测

临床上无创动脉血压监测比较容易实施。对于有低血压状态和休克的患者,有条件的单位可以动脉置管和静脉置入漂浮导管,实行有创动脉血压、中心静脉压和肺动脉楔压、每搏输出量和心排血量的监测。这样可以综合评估,调整液体用量,并根据监测结果必要时使用增强心肌收缩力的药物或利尿剂。

4.氧代谢监测

休克的氧代谢障碍概念是对休克认识的重大进展,氧代谢的监测进展改变了对休克的评估方式,同时使休克的治疗由以往狭义的血流动力学指标调整转向氧代谢状态的调控。传统临床监测指标往往不能对组织氧合的改变具有敏感反应。此外,经过治疗干预后的心率、血压等临床指标的变化也可在组织灌注与氧合未改善前趋于稳定。

(1)血氧饱和度:主要反映氧合状态,在一定程度上反映组织灌注状态。需要注意的是,低血压、四肢远端灌注不足、氧输送能力下降或者给予血管活性药物等情况均可影响血氧饱和度的准确性。

(2)动脉血气分析:对及时纠正酸碱平衡、调节呼吸机参数有重要意义。碱缺失间接反映血乳酸水平,两个指标结合分析是判断休克时组织灌注状态较好的方法。

(3)动脉血乳酸监测:是反映组织缺氧的高度敏感的指标之一,该指标增高常较其他休克征象先出现。持续动态的动脉血乳酸及乳酸清除率监测对休克的早期诊断、判定组织缺氧情况、指导液体复苏及预后评估具有重要意义。肝功能不全时则不能充分反映组织的氧合状态。

(4)其他:每搏输出量、心排血量、氧输送、氧消耗、胃黏膜内 pH 和胃黏膜二氧化碳张力、混合静脉血氧饱和度等指标在休克复苏中也具有一定程度的临床意义,不过仍需要进一步的循证医学证据支持。

二、治疗

(一)止血

按照不同病因,采取不同止血方法,必要时紧急手术治疗,以期达到有效止血目的。

(1)对肺源性大咯血者可用垂体后叶素 5～10 U,加入 5％葡萄糖液 20～40 mL中静脉注射;或10～20 U,加入 5％葡萄糖液 500 mL 中静脉滴注。也可采用纤维支气管镜局部注药、局部气囊导管止血及激光-纤维支气管镜止血。对于未能明确咯血原因和部位的患者,必要时做选择性支气管动脉造影,然后向病变血管内注入吸收性明胶海绵做栓塞治疗。反复大咯血经内科治疗无效者,在确诊和确定病变位置后,可施行肺叶或肺段切除术。

(2)心源性大咯血一般不宜使用垂体后叶素,可应用血管扩张药治疗,通过降低肺循环压力,减轻心脏前、后负荷,以达到有效控制出血的目的。

对于二尖瓣狭窄或左心衰竭引起的肺静脉高压所致咯血,宜首选静脉扩张剂,如硝酸甘油或硝酸异山梨酯的注射制剂。因肺动脉高压所致咯血,则可应用动脉扩张剂和钙通道阻滞剂,如肼屈嗪25~50 mg、卡托普利25~50 mg、硝苯地平10~15 mg,每天3次。也可试用西地那非25~100 mg,每天3次。若肺动、静脉压力均升高,可联用动、静脉扩张剂,如硝酸甘油10~25 mg,加于5%葡萄糖液500 mL中缓慢静脉滴注;加用肼屈嗪或卡托普利,甚至静脉滴注硝普钠。对于血管扩张药不能耐受或有不良反应者,可用普鲁卡因50 mg,加于5%葡萄糖液40 mL中缓慢静脉注射,亦具有扩张血管和降低肺循环压力的作用,从而达到控制咯血的目的。急性左心衰竭所致咯血尚需按心力衰竭治疗,如应用吗啡、洋地黄、利尿剂及四肢轮流结扎止血带以减少回心血量等。

(3)对于肺栓塞所致咯血,应针对肺栓塞进行治疗。主要采用以下治疗。①抗凝治疗:普通肝素首剂5 000 U静脉注射,随后第1个24小时之内持续滴注30 000 U,或者按80 U/kg静脉注射后继以18 U(kg·h)维持,以迅速达到和维持合适的活化部分凝血活酶时间为宜,根据活化部分凝血活酶时间调整剂量,保持活化部分凝血活酶时间不超过正常参考值2倍为宜。也可使用低分子肝素,此种情形下无须监测出、凝血指标。肝素或低分子肝素通常用药5天即可。其他的抗凝剂还包括华法林等,需要做国际标准化比值监测。肝素不能与链激酶或尿激酶同时滴注,组织型纤溶酶原激活物则可以与肝素同时滴注。②溶栓治疗:链激酶负荷量250 000 U静脉注射,继以100 000 U/h静脉滴注24小时;或者尿激酶,负荷量4 400 U/kg静脉注射,继以2 200 U/kg静脉滴注12小时;或者组织型纤溶酶原激活物100 mg,静脉滴注2小时。国内"急性肺栓塞尿激酶溶栓、栓复欣抗凝多中心临床试验"规定的溶栓方案中尿激酶剂量是20 000 U/kg,外周静脉滴注2小时。

(4)上消化道出血的处理:①消化性溃疡及急性胃黏膜病变所致的上消化道出血,可用西咪替丁(甲氰咪胍)600~1 200 mg,加入5%葡萄糖液500 mL中静脉滴注;或雷尼替丁50 mg,或法莫替丁20~40 mg,加于5%葡萄糖液20~40 mL中静脉注射;或奥美拉唑40 mg稀释后静脉滴注,滴注时间不得少于20分钟,每天1~2次。必要时可在内镜下直接向病灶喷洒止血药物(如孟氏溶液、去甲肾上腺素)、高频电凝止血、激光光凝止血或注射硬化剂(5%鱼肝油酸钠、5%乙醇胺油酸酯、1%乙氧硬化醇)等。②肝硬化食管或胃底静脉曲张破裂出血可用垂体后叶素;对于老年肝硬化所致的上消化道大出血,有人建议垂体后叶素与硝酸甘油合用,即垂体后叶素加入生理盐水中,以0.2~0.4 mg/min的速度静脉滴注,同时静脉滴注硝酸甘油0.2~0.4 mg/min。垂体后叶素针对"前向血流"途径减少门静脉血流,降低门静脉高压而止血;硝酸甘油则针对"后向血流"而加强垂体后叶素的作用。近年来多采用生长抑素(施他宁)治疗胃底-食管静脉曲张破裂出血,250 μg静脉注射后,继以250 μg/h静脉滴注,维持1~3天;或者使用奥曲肽100 μg静脉注射后,随后以25~50 μg/h静脉滴注,维持3~5天,对肝硬化等原因所致的上消化道出血,甚至下消化道出血也有效。亦可应用三腔二囊管压迫食管下段和胃底静脉止血。③对于急性上消化道大出血,若出血部位不明,必要时可施行紧急内镜下止血。方法是在适当补液后,使收缩压不低于10.7 kPa(80 mmHg)。此时可经内镜向胃腔喷洒止血药:0.8%去甲肾上腺素盐水50~100 mL,凝血酶1 000~8 000 U(稀释成20~50 mL液体),5%孟氏溶液20~40 mL。也可局部注射硬化剂:5%鱼肝油酸钠0.5~1.0 mL。血管旁(内)注射后喷洒凝血酶4 000 U(稀释成5 mL液体)。对于各种原因所致的大出血,除非患者并有凝血机制障碍,否则通常情况下,临床上并不主张常规使用止血剂。中药三七粉、云南白药等可考虑试用。

(二)补充血容量

根据休克严重程度、失血情况,参照表1-2可以粗略估计需输入的全血量与扩容量。低血容量性休克时补充液体刻不容缓,输液速度应足以迅速补充丢失的液体量,以求尽快改善组织灌注。临床工作中,常做深静脉置管,如颈内静脉或锁骨下静脉置管,甚至肺动脉置管,这些有效静脉通路的建立对保障液体的输入是相当重要的。

1.输血及输注血制品

对失血性休克者立即验血型配同型血备用。输血及输注血制品广泛应用于低血容量性休克的治疗中。应引起注意的是,输血本身可以带来的一些不良反应,甚至严重并发症。失血性休克所丧失的主要成分是血液,但在补充血液、血容量的同时,并非需要全部补充血细胞成分,也应考虑到凝血因子的补充。

目前,临床上大家共识的输血指征为血红蛋白≤70 g/L。对于有活动性出血的患者、老年人及有心肌梗死风险者,血红蛋白保持在较高水平更为合理。无活动性出血的患者每输注1 U(200 mL全血)的红细胞,其血红蛋白升高约10 g/L,血细胞比容升高约3%。若血小板计数<50×10⁹/L或确定血小板功能

低下,可考虑输注血小板。对大量输血后并发凝血异常的患者,联合输注血小板和冷沉淀可显著改善和达到止血效果。对于酸中毒和低体温纠正后凝血功能仍难以纠正的失血性休克患者,应积极改善其凝血功能,在输注红细胞的同时应注意使用新鲜冰冻血浆以补充纤维蛋白原和凝血因子的不足。冷沉淀内含凝血因子Ⅴ、凝血因子Ⅷ、凝血因子ⅩⅢ、纤维蛋白原等物质,对肝硬化食管静脉曲张、特定凝血因子缺乏所致的出血性疾病尤其适用。对大量输血后并发凝血异常的患者,及时输注冷沉淀可提高血循环中凝血因子及纤维蛋白原等凝血物质的含量,缩短凝血时间,纠正凝血异常。极重度出血性休克,必要时应动脉输血,其优点是:避免快速静脉输血所致的右心前负荷过重和肺循环负荷过重;直接增加体循环有效血容量,提升主动脉弓血压,并能迅速改善心脏冠状动脉、脑和延髓生命中枢的供血;通过动脉逆行加压灌注,兴奋动脉内压力和化学感受器,能反射性调整血液循环。由于动脉内输血操作较复杂,且需严格无菌操作,故仅适用于重度和极重度休克患者。

2.输注晶体溶液

常用的是生理盐水和乳酸钠林格注射液等等张平衡盐溶液。

生理盐水的特点是等渗但含氯高,大量输注可引起高氯性代谢性酸中毒。乳酸钠林格注射液的特点在于电解质组成接近生理,含有少量的乳酸。一般情况下,其所含乳酸可在肝脏迅速代谢,大量输注乳酸钠林格注射液应该考虑到其对血乳酸水平的影响。输注的晶体溶液中,约有 1/4 存留在血管内,其余 3/4 则分布于血管外间隙。晶体溶液这种再分布现象可以引起血浆蛋白的稀释及胶体渗透压的下降,同时出现组织水肿。因此,若以大量晶体溶液纠正低血容量性休克患者时,这方面的不良反应应引起注意。

高张盐溶液的钠含量通常为 400～2 400 mmol/L。制剂包括有高渗盐右旋糖酐注射液、高渗盐注射液及 11.2% 乳酸钠高张溶液等,以前两者多见。迄今为止,仍没有足够循证医学证据证明输注高张盐溶液更有利于低血容量性休克的纠正。而且,高张盐溶液可以引起医源性高渗状态及高钠血症,严重时可导致脱髓鞘病变。

3.输注胶体溶液

在纠正低血容量性休克中,常用的胶体液主要有羟乙基淀粉和清蛋白。①羟乙基淀粉是人工合成的胶体溶液,常用 6% 的羟乙基淀粉氯化钠溶液,其渗透压约为 773.4 kPa(300 mmol/L),输注 1 L 羟乙基淀粉能够使循环容量增加 700～1 000 mL。使用时应注意对肾功能、凝血机制的影响,以及可能发生的变态反应,这些不良反应与剂量有一定的相关性。②清蛋白作为天然胶体,构成正常血浆胶体渗透压的 75%～80%,是维持正常容量与胶体渗透压的主要成分,因此人血清蛋白制剂常被选择用于休克的治疗。③右旋糖酐也用于低血容量性休克的扩容治疗。

4.容量负荷试验

临床工作中,常遇到血压低、心率快、周围组织灌注不足的患者,分不清到底是心功能不全,抑或血容量不足或休克状态,此时可进行容量负荷试验。经典的容量负荷试验的具体做法有以下几种:①在 10 分钟之内快速输注 50～200 mL 生理盐水,观察患者心率、血压、周围灌注和尿量的改变,注意肺部湿啰音、哮鸣音的变化。②如果有条件测量中心静脉压和(或)肺动脉楔压,则可在快速输注生理盐水前后测量其变化值,也有助于鉴别。③快速输液后若病情改善则为血容量不足,反之则为心功能不全,前者应继续补液,后者则应控制输液速度。对低血容量性休克的患者,若其血流动力学状态不稳定,也应实施该项试验,以达到既可以快速纠正已存在的容量缺失,又尽量减少容量过度负荷的风险和可能的心血管不良反应的目的。

(三)血管活性药物的应用

若血容量基本纠正,又无继续出血,收缩压仍<10.7 kPa(80 mmHg),或者输液尚未开始却已有严重低血压的患者,可酌情使用血管收缩剂与正性肌力药物,使血压维持在 12.0～13.3 kPa(90～100 mmHg)为好。多巴胺剂量用至 5 μg/(kg·min)时可增强心肌收缩力,低于该剂量时有扩血管和利尿作用,剂量>10 μg/(kg·min)时有升血压作用。去甲肾上腺素剂量为 0.2～2.0 μg/(kg·min)、肾上腺素或去氧肾上腺素治疗仅用于难治性休克。如果有心功能不全或纠正低血容量性休克后仍有低心排血量,可使用多巴酚丁胺,剂量为 2～5 μg/(kg·min)。此外,保温,防治酸中毒、氧自由基对细胞和亚细胞的损伤作用,保护胃肠黏膜以减少细菌和毒素易位,防治急性肾衰竭,保护其他重要脏器功能,以及对症治疗均不容忽视。

第四节 感染性休克

感染性休克是最常见的内科休克类型,任何年龄均可患病,治疗较为困难。

这是由于原发感染可能不易彻底清除,且由其引起的损害常累及多个重要器官,致使病情极为复杂,给治疗带来一定的困难。

一、发病机制

关于感染性休克的发病机制,20世纪60年代之前有学者认为血管扩张致血压下降是休克发病的主要环节。当时认为,治疗休克最好是用升压药,但效果不佳。

1961年钱潮发现中毒性菌痢休克患者眼底血管痉挛性改变。继而祝寿河创造性地提出微循环疾病的理论,并提出微循环小动脉痉挛是感染性休克的原因。

之后反复证明微循环痉挛是休克发生和发展的主要因素。在重度感染时致病因子的作用下,体内儿茶酚胺浓度升高,通过兴奋受体的作用引起微循环痉挛,导致微循环灌注不足,组织缺血、缺氧,并有动、静脉短路形成,加以毛细血管通透性增加,液体渗出,致使微循环内血液黏度增加、血流缓慢、血液淤滞,红细胞聚集于微循环内。最后导致回心血量减少,心排血量降低,血压下降。近年来国外有学者又认为,感染性休克主要是由于某一感染灶的微生物及其代谢产物进入血液循环所致。休克如进一步发展,则周围血管功能障碍连同心肌抑制,可造成50%的病死率。死亡原因为难治性低血压和(或)多器官功能衰竭。

二、诊断

(一)病史

患者有局部化脓性感染灶(疖、痈、脓皮病、脓肿等)或胆管、泌尿道、肠道感染史。

(二)临床表现特点

1.症状

急性起病,以恶寒或寒战、高热起病,伴急性病容、消化障碍、神经精神症状等。年老体弱者发热可不高。

2.体征

呼吸急促,脉搏细弱,血压下降甚至测不出等。

(三)实验室检查特点

外周血白细胞计数高度增多(革兰氏阴性杆菌感染可正常或减少),伴中性粒细胞计数增多且核左移,中毒颗粒出现。血、痰、尿、粪、脑脊液,以及化脓性病灶等检出病原菌。

(四)诊断要点

(1)临床上有明确的感染灶。

(2)有全身炎症反应综合征的存在。

(3)收缩压低于 12.0 kPa(90 mmHg)或较原基础血压下降的幅度超过 5.3 kPa(40 mmHg)至少 1 小时,或血压需依赖输液或药物维持。

(4)有组织灌注不足的表现,如少尿(<30 mL/h)超过 1 小时,或有急性神志障碍。

(5)血培养常发现有致病性微生物生长。

三、治疗

(一)补充血容量

如患者无心功能不全,快速输入有效血容量是首要的措施。首批输入 1 000 mL,于 1 小时内输完最理想。有学者主张开始时应用两条静脉,双管齐下。一条快速输入右旋糖酐 40~500 mL,这是一种胶体液,又有疏通微循环的作用。一条输入平衡盐液 500 mL,继后输注 5%碳酸氢钠 250~300 mL。可用 pH 试纸检测尿液 pH,如 pH<6 表示有代谢性酸中毒存在。

首批输液后至休克恢复与稳定,在合理治疗下需 6~10 小时。此时可用 1:1 的平衡盐液与 10%葡萄糖液输注。普通患者有中度发热时,每天输液 1 500 mL(如 5%葡萄糖氯化钠液、10%葡萄糖液、右旋糖酐-40各 500 mL),另加 5%碳酸氢钠 250~300 mL、钾盐 1 g(酌情应用)、50%葡萄糖液50 mL作为基数,每天实际剂量可按病情适当调整。如患者有心功能不全或亚临床型心功能不全,则宜作中心静脉压测定,甚至 PAWP 测定指导补液,并同时注射速效洋地黄制剂以确保患者安全。

补液疗程中注意观察和纪录每天(甚至每小时)尿量,定时复测血浆二氧化碳结合力、血清电解质等以指导用药。

(二)血管扩张药的应用

血管扩张药必须在扩容、纠酸的基础上应用。

在休克早期,如患者血压不太低,皮肤尚温暖、无明显苍白,静脉滴注低浓度血管收缩药,如间羟胺,往往取得较好疗效。当患者处于明显的微血管痉挛状态时,则必须应用血管扩张药。

当输液和静脉滴注血管扩张药,患者血压回升、面色转红、口渴感解除、尿量超过 30 mL/h 时,可认为已达到理想的疗效。

血管扩张药品种很多。应用于感染性休克的血管扩张药有肾上腺素受体拮抗药与莨菪类药物两类。前者以酚妥拉明最有代表性,后者以山莨菪碱最有代表性,得到国内专家的推荐。

1.酚妥拉明

制剂为无色透明液体,水溶性好,无臭,味苦,为 α 受体阻滞剂,药理作用以扩张小动脉为主,也能轻度扩张小静脉。近年来研究认为,此药对 β 受体也有轻度兴奋作用,可增加心肌收缩力,加强扩血管作用,明显降低心脏后负荷,而不增加心肌耗氧量,并具有一定的抗心律失常作用。但缺点是能增加心率。

此药排泄迅速,给药后 2 分钟起效,维持时间短暂。停药 30 分钟后作用消失,由肾脏排出。

用法:抗感染性休克时酚妥拉明通常采用静脉滴注法给药。以 10 mg 稀释于 5% 葡萄糖液 100 mL 的比例,开始时用 0.1 mg/min(即 1 mL/min)的速度静脉滴注,逐渐增加剂量,最高可达 2 mg/min,同时严密监测血压、心率,调整静脉滴注速度,以取得满意的疗效。

不良反应:鼻塞、眩晕、虚弱、恶心、呕吐、腹泻、血压下降、心动过速等。需按情况在扩容基础上调整静脉滴注给药速度。肾功能减退者慎用。

2.山莨菪碱

根据休克时微循环痉挛的理论,救治中毒性休克需用血管扩张药。莨菪类药物是最常用的一种血管扩张药。其中,山莨菪碱近年来又特别受到重视,国内临床实践经验屡有介绍,现已成为常用的微循环疏通剂和细胞膜保护剂。

山莨菪碱是胆碱能受体阻滞剂,有报道其抗休克机制是抗介质,如抗乙酰胆碱、儿茶酚胺、5-羟色胺。山莨菪碱又能直接松弛血管痉挛,兴奋中枢神经,抑制腺体分泌,且其散瞳作用较阿托品弱,无蓄积作用,半衰期为 40 分钟,毒性低,故为常用的血管扩张药。近年来国内还有学者报道,山莨菪碱有清除氧自由基的作用,从而有助于防治再灌注损伤。

山莨菪碱的一般用量,因休克程度不同、并发症不同、病程早晚、个体情况而有差异。早期休克用量小,中、晚期休克用量大。一般由 10~20 mg 静脉注射开始,每隔 5~30 分钟逐渐加大,可达每次 40 mg 左右,直至血压回升、面色潮红、四肢转暖,可减量维持。有学者又提到感染性休克时应用山莨菪碱治疗 6 小时仍未显效,宜联用其他血管活性药物。

山莨菪碱治疗的禁忌证:①过高热(39 ℃以上),但在降温后仍可应用。②烦躁不安或抽搐,用镇静剂控制后仍可应用。③血容量不足,需在补足有效血容量的基础上使用。④青光眼、前列腺肥大。

(三)抗生素的应用

感染中毒性休克是严重的临床情况,必须及时应用足量的有效抗生素治疗。抗生素的选择,原则上以细菌培养和药敏试验结果为依据。但在未取得这些检查的阳性结果之前,可根据患者原发感染灶与其临床表现来估计。例如患者有化脓性感染灶如疖、痈、脓皮病、脓肿时,金黄色葡萄球菌感染值得首先考虑,特别是曾有挤压疖的病史者。如患者原先有胆管、泌尿道或肠道感染,应首先考虑革兰氏阴性细菌感染。一旦有了药敏结果,应重新调整为有效的抗生素。

抗生素的应用必须尽早、足量和足够的疗程,最少用至 7 天,或用至退热后 3~5 天才考虑停药,以免复发,或产生耐药菌株,致抗休克治疗失败。有时需商请外科协助清除感染灶。抗生素治疗如用至 4~5 天仍未显效,需调整或与其他抗生素联合治疗。抗生素疗程长而未见预期疗效或病情再度恶化者,需考虑并发真菌感染。

目前常用于抗感染性休克的抗生素有如下几类。

1.青霉素类

(1)青霉素:青霉素对大多数革兰氏阳性球菌、杆菌,革兰氏阴性球菌,均有强大的杀菌作用,但对革兰氏阴性杆菌作用弱。目前,青霉素主要大剂量用于敏感的革兰氏阳性球菌感染,在感染性休克时超大剂量静脉滴注。金黄色葡萄球菌感染时应做药敏监测。大剂量青霉素静脉滴注时,需定时检测血清钾、钠。感染性休克时最少用至每天 160 mg,分次静脉滴注。应用青霉素类抗生素前必须做皮内药敏试验。

(2)半合成青霉素。①苯唑西林(苯唑青霉素、新青霉素Ⅱ):本品对耐药性金黄色葡萄球菌疗效好。感染性休克时静脉滴注(每天 4~6 g)。有医院应用苯唑西林与卡那霉素联合治疗耐药金黄色葡萄球菌败血症,取得较佳疗效。②萘夫西林(新青霉素Ⅲ):对耐药性金黄色葡萄球菌疗效好,对肺炎链球菌与溶血性链球菌作用较苯唑西林佳。对革兰氏阴性菌的抗菌力弱。感染性休克时每天用 4~6 g,分次静脉滴注。③氨苄西林:主要用于伤寒、副伤寒、革兰氏阴性杆菌败血症等。感染性休克由革兰氏阴性杆菌引起者,常与卡那霉素(或庆大霉素)联合应用,起增强疗效的作用。成人用量为每天3~6 g,分次静脉滴注或肌内注射。④羧苄西林:治疗铜绿假单胞菌败血症,成人每天 10~20 g,静脉滴注或静脉注射。或与庆大霉素联合治疗铜绿假单胞菌败血症。

(3)青霉素类与β-内酰胺酶抑制剂的复合制剂。①阿莫西林克拉维酸甲：用于耐药菌引起的上呼吸道、下呼吸道感染，皮肤软组织感染，术后感染和泌尿道感染等。成人每次 1 片（375 mg），每天 3 次；严重感染时每次 2 片，每天 3 次。②氨苄西林-舒巴坦：对大部分革兰氏阳性菌、革兰氏阴性菌及厌氧菌有抗菌作用。成人每天 1.5～12 g，分 3 次静脉注射，或每天 2～4 次，口服。

2.头孢菌素类

本类抗生素具有抗菌谱广、杀菌力强、对胃酸及 β-内酰胺酶稳定、变态反应少（与青霉素仅有部分交叉过敏现象）等优点。现已应用至第四代产品，各有优点。本类抗生素已广泛用于抗感染性休克的治疗。疗程中需反复监测肾功能。

(1)第一代头孢菌素。本组抗生素特点为：①对革兰氏阳性菌的抗菌力较第二、第三代强，故主要用于耐药金黄色葡萄球菌感染，而对革兰氏阴性菌作用差。②对肾脏有一定毒性，且较第二、第三代严重。

常用的第一代头孢菌素有以下几种。①头孢噻吩（头孢菌素Ⅰ）：严重感染时每天 2～4 g，分次静脉滴注。②头孢噻啶（头孢菌素Ⅱ）：成人每次0.5～1.0 g，每天 2～3 次，肌内注射。每天量不超过 4 g。③头孢唑啉（头孢菌素Ⅴ）：成人每天 2～4 g，肌内注射或静脉滴注。④头孢拉定（头孢菌素Ⅵ）：成人每天 2～4 g，感染性休克时静脉滴注，每天用量不超过 8 g。

(2)第二代头孢菌素。本组抗生素的特点有：①对革兰氏阳性菌作用与第一代相仿或略差，对多数革兰氏阴性菌作用明显增强，常主要用于大肠埃希菌感染，部分对厌氧菌有高效。②肾毒性较小。

头孢孟多：治疗重症感染，成人每天 8～12 g，静脉注射或静脉滴注；头孢呋辛：治疗重症感染，成人每天4.5～8 g，分次静脉注射或静脉滴注。

(3)第三代头孢菌素。本组抗生素特点有：①对革兰氏阳性菌有抗菌作用，但不及第一、第二代。②对革兰氏阴性菌包括肠杆菌、铜绿假单胞菌及厌氧菌（如脆弱类杆菌）有较强的作用。③其血浆半衰期较长，有一定量渗入脑脊液中。④对肾脏基本无毒性。

目前较常用于重度感染的品种有以下几种。①头孢他啶（头孢噻甲羧肟）：临床用于单种的敏感细菌感染及 2 种或 2 种以上的混合细菌感染。成人每天用量 1.5～6 g，分次肌内注射（加 1%利多卡因0.5 mL）。重症感染时分次静脉注射或快速静脉滴注。不良反应：可有静脉炎或血栓性静脉炎，偶见一过性白细胞计数减少、中性粒细胞计数减少、血小板计数减少。不宜与肾毒性药物联用。慎用于肾功能较差者。②头孢噻肟:对肠杆菌活性甚强,流感嗜血杆菌、淋病奈瑟菌对本品高度敏感。成人每天 4～6 g,分 2 次肌内注射或静脉滴注。③头孢曲松(罗氏芬):抗菌谱与头孢噻肟相似或稍优。成人每天 1 g,每天 1 次,深部肌内注射或静脉滴注。

3.氨基糖苷类

本类抗生素对革兰氏阴性菌有强大的抗菌作用,且在碱性环境中作用增强。其中卡那霉素、庆大霉素、妥布霉素、阿米卡星(丁胺卡那霉素)等对各种需氧革兰氏阴性杆菌如大肠埃希菌、克雷伯菌属、肠杆菌属、变形杆菌等具有高度抗菌作用。此外,它对沙门菌、产碱杆菌属、痢疾志贺菌等也有抗菌作用。但铜绿假单胞菌只对庆大霉素、阿米卡星、妥布霉素敏感。金黄色葡萄球菌包括耐药菌株对卡那霉素敏感。厌氧菌对本类抗生素不敏感。

应用本类抗生素时需注意:①老年人革兰氏阴性菌感染,宜首先应用头孢菌素或广谱青霉素(如氨苄西林)。②休克时肾血流量减少,剂量不要过大,还要注意定期复查肾功能。③尿路感染时应碱化尿液。④与呋塞米(速尿)、依他尼酸(利尿酸)、甘露醇等联用时能增强其毒性。

感染性休克时常用的本类抗生素有以下几种。

(1)硫酸庆大霉素:成人每天 16 万～24 万 U,分次肌内注射或静脉滴注。忌与青霉素类混合静脉滴注。本品与半合成青霉素联用可提高抗菌疗效(如对大肠埃希菌、肺炎杆菌、铜绿假单胞菌)。

(2)硫酸卡那霉素:成人每天 1.0～1.5 g,分 2～3 次肌内注射或静脉滴注。疗程一般不超过 14 天。

(3)硫酸妥布霉素:成人每天 1.5 mg/kg,每 8 小时 1 次,分 3 次肌内注射或静脉注射。总量每天不超过 5 mg/kg。疗程一般不超过 14 天。

(4)阿米卡星:目前主要用于治疗对其他氨基糖苷类耐药的尿路感染、肺部感染,以及铜绿假单胞菌、变形杆菌败血症。成人每天 1.0～1.5 g,分 2～3 次肌内注射。

4.大环内酯类

红霉素:本品主要用于治疗耐青霉素的金黄色葡萄球菌感染和青霉素过敏者的金黄色葡萄球菌感染。优点是无变态反应,也无肾毒性。但金黄色葡萄球菌对红霉素易产生耐药性,且静脉滴注可引起静脉炎或血栓性静脉炎。故自从头孢菌素问世以来,红霉素已大为减色,目前较少应用。红霉素常规剂量为

1.2~2.4 g/d,稀释于5%葡萄糖液中静脉滴注。

红霉素与庆大霉素联用时,尚未见有变态反应,故对药物有高度变态反应者,联用两者可认为是相当安全的。

5.万古霉素

万古霉素仅用于严重革兰氏阳性菌感染。成人每天1~2 g,分2~3次静脉滴注。

6.抗生素应用的一些问题

抗生素种类虽多,但正如上述,其应用原则应根据培养菌株的药敏性。在未取得药敏试验结果时,一般暂按个人临床经验而选用。临床上,肺部感染、化脓性感染常为革兰氏阳性菌引起,泌尿道、胆管、肠道感染常为革兰氏阴性菌引起,据此有利于抗生素的选择。

感染中毒性休克的主要病因是细菌性败血症,故必须对其进行治疗,表1-2可供参考。

表1-2 各类型败血症的抗生素应用

感染原	首选抗生素	替换的抗生素
金黄色葡萄球菌(敏感株)	青霉素	头孢菌素类
金黄色葡萄球菌(耐青霉素G株)	苯唑西林	头孢菌素类、红霉素、利福平
溶血性链球菌	青霉素	头孢菌素类、红霉素
肠球菌	青霉素+庆大霉素	氨苄西林+氨基糖苷类
脑膜炎奈瑟菌	青霉素	氯霉素、红霉素
大肠埃希菌	庆大霉素或卡那霉素	头孢菌素类、氨苄西林
变形杆菌	庆大霉素或卡那霉素	羧苄西林、氨苄西林
产气杆菌	庆大霉素或卡那霉素	同上
铜绿假单胞菌	庆大霉素或妥布霉素	羧苄西林、阿米卡星

抗生素治疗一般用至热退后3~5天,此时剂量可以酌减,可期待满意的疗效。

感染性休克患者由于细菌及其代谢产物的作用,常伴有不同程度的肾功能损害。当肾功能减退时,经肾排出的抗生素半衰期延长,致血中浓度增高。故合理应用抗生素(特别是氨基糖苷类)抗感染性休克时,必须定期检测肾功能,并据此以调节或停用这些抗生素。表1-3可供参考。

表 1-3　一些抗生素半衰期及肾功能不全患者用药间隔时间

抗生素	半衰期(h)		用药间隔时间(h)			
	正常人	严重肾功能不全者	＞80*	50～80*	10～50*	＜10*
青霉素 G	0.65	7～10	6	8	8	12
苯唑西林	0.4	2	4～6	6	6	8
氟氯苯唑西林	0.75	8	6	8	8	12
氨苄西林	1.0	8.5	6	8	12	24
羧苄西林	1.0	15	6	8	12	24
头孢噻吩	0.65	3～18	4～6	6	6	8
头孢唑啉	1.5	5～20	6	8	12	24～48
头孢氨苄	1	30	6	6	8	24～48
庆大霉素	2	60	8	12	18～24	48
卡那霉素	2～3	72～96	8	24	24～72	72～96
阿米卡星	2.3	72～96	8	24	24～72	72～96
多黏菌素	2	24～36	8	24	36～60	60～92
万古霉素	6	216	12	72	240	240
红霉素	2	5～8	6	6	6	6

注：* 指肌酐清除率(mL/min)

　　联合应用抗生素有利有弊。其弊端为不良反应增多,较易发生双重感染,且耐药菌株也更为增多,因此只在重症感染时才考虑应用。甚至如耐药金黄色葡萄球菌败血症时,可单独应用第一代头孢菌素。铜绿假单胞菌败血症时可以单独应用羧苄西林。可是,青霉素类、头孢菌素类是繁殖期杀菌药,而氨基糖苷类是静止期杀菌药,两者联用效果增强,故对严重感染时联合应用也是合理的。例如,对耐药金黄色葡萄球菌败血症,常以苯唑西林与卡那霉素联合应用;对严重肠道革兰氏阴性杆菌败血症,也有用氨苄西林与卡那霉素(或庆大霉素)联合应用。此外,对原因未明的重症细菌感染与混合性细菌感染,也常联合应用两种抗生素。

(四)并发症的防治

　　感染性休克的并发症往往相当危险,且常为死亡的原因,对其必须防治。一般有代谢性酸中毒、急性呼吸窘迫综合征、急性心力衰竭、急性肾衰竭、弥散性血管内凝血、多器官衰竭等。有外科情况者,还应商请外科协助解决。

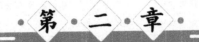

第·二·章

神经系统急危重症

第一节 脑 损 伤

脑损伤是指暴力作用于头部造成的脑组织器质性损伤。根据伤后脑组织是否与外界相通分为开放性和闭合性脑损伤。前者多由锐器或火器直接造成,均伴有头皮裂伤、颅骨骨折、硬脑膜破裂和脑脊液漏;后者为头部受到钝性物体或间接暴力所致,往往头皮颅骨完整,或即便头皮、颅骨损伤,但硬脑膜完整,无脑脊液漏。

根据脑损伤发生的时间,可将脑损伤分为原发性和继发性脑损伤。前者主要是指暴力作用在脑组织的一瞬间所造成损伤,即神经组织和脑血管的损伤,表现为神经纤维的断裂和传出功能障碍,不同类型的神经细胞功能障碍甚至细胞的死亡,包括脑震荡、脑挫裂伤等;后者是指受伤一定时间后出现的脑损伤,包括脑缺血、颅内血肿、脑肿胀、脑水肿和颅内压升高等。

一、脑震荡

脑震荡又称轻度创伤性脑损害,头部受力后,在临床上观察到有短暂性脑功能障碍,是由轻度脑损伤所引起的临床综合征,其特点是头部外伤后短暂意识丧失,旋即清醒,除有近事遗忘外,无任何神经系统缺损表现。脑的大体标本上无肉眼可见的神经病理改变,显微病理可有毛细血管充血、神经元胞体肿大、线粒体和轴索肿胀。

(一)临床表现

(1)意识改变:受伤当时立即出现短暂的意识障碍,对刺激无反应,可完全昏迷,常为数秒或数分钟,大多数不超过半个小时。个别出现为期较长的昏迷,甚至死亡。

(2)短暂性脑干症状:伤情较重者在意识改变期间可有面色苍白、出汗、四肢肌张力降低、血压下降、心动徐缓、呼吸浅慢和各生理反射消失。

(3)无意识凝视或语言表达不清。

(4)语言和运动反应迟钝:回答问题或遵嘱运动减慢。

(5)注意力易分散:不能集中精力,无法进行正常的活动。

(6)定向力障碍:不能判断方向、日期、时间和地点。

(7)语言改变:急促不清或语无伦次,内容脱节或陈述无法理解。

(8)动作失调:步态不稳,不能保持连贯的行走。

(9)情感夸张:不适当的哭泣,表情烦躁。

(10)记忆缺损:逆行性遗忘,反复问已经回答过的同一问题,不能在5分钟之后回忆起刚提到的3个物体的名称。

(11)恢复期表现:头痛、头昏、恶心、呕吐、耳鸣、失眠等症状。通常在数周至数月内逐渐消失,有的患者症状持续数月甚至数年,称为脑震荡后综合征或脑外伤后综合征。

(12)神经系统检查:可无阳性体征。

(二)辅助检查和神经影像检查

1.实验室检查
腰椎穿刺颅内压正常;脑脊液无色透明,不含血,白细胞计数正常。

2.神经影像检查
头颅X检查,有无骨折发现。

(三)诊断

诊断主要以受伤史、伤后短暂意识障碍、近事遗忘,无神经系统阳性体征作为依据。目前尚缺乏客观诊断标准,常需参考各种辅助方法,如腰穿测压、颅骨平片。

(四)治疗

1.观察病情变化
伤后短时间内可在急诊科观察,密切注意意识、瞳孔、肢体运动和生命体征的变化。对于离院患者,嘱其家属在当天密切注意头痛、恶心、呕吐和意识障碍,如症状加重,立即来院检查。

2.无须特殊治疗

卧床休息,急性期头痛、头晕较重时,嘱其卧床休息,症状减轻后可离床活动。多数患者在2周内恢复正常,预后良好。

3.对症治疗

头痛时可给予罗通定等镇痛剂。对有烦躁、忧虑、失眠者可给予地西泮、三溴合剂等药物。

二、弥漫性轴索损伤

弥漫性轴索损伤是指头部遭受加速性旋转暴力时,在剪应力的作用下,脑白质发生的以神经轴索断裂为特征的一系列病理生理变化。

病理改变主要以位于脑的中轴部(胼胝体、脑白质、脑干上端背外侧及小脑上脚等处)的挫伤、出血或水肿为主。大体改变:组织间裂隙及血管撕裂性出血灶。镜下检查可见神经轴索断裂、轴浆溢出,并可见轴索断裂形成的圆形轴缩球及血细胞溶解后的含铁血黄素。

(一)临床表现

1.意识障碍

意识障碍是其典型的表现,通常弥漫性轴索损伤均有脑干损伤表现,且无颅内压增高。受伤当时立即出现昏迷,且昏迷时间较长。神志好转后,可因继发性脑水肿而再次昏迷。

2.瞳孔变化

如累及脑干,可有一侧或双侧瞳孔散大。对光反应消失或同向性凝视。

(二)辅助检查

1.血常规检查

了解应激状况。

2.血生化检查

鉴别昏迷因素。

3.头颅 CT 扫描

可见大脑皮质与髓质交界处、胼胝体、脑干、内囊区或第三脑室周围有多个点或片状出血灶,常以脑挫伤改变作为诊断标准。

4.头颅 MRI 扫描

可精确反映出早期缺血灶、小出血灶和轴索损伤改变。

(三)诊断

(1)创伤后持续昏迷6小时以上。

(2)CT扫描显示脑白质、第三脑室、胼胝体、脑干及脑室内出血。

(3)颅内压正常但临床状况差。

(4)无颅脑明确结构异常的创伤后持续植物状态。

(5)创伤后弥漫性脑萎缩。

(6)尸检弥漫性轴索损伤可见的病理征象。

(四)治疗及预后

(1)对弥漫性轴索损伤的治疗仍沿用传统的综合治疗方式,无突破性进展。此病预后差,占颅脑损伤早期死亡的33%。

(2)脱水治疗。

(3)昏迷期间加强护理,防止继发感染。

三、脑挫裂伤

暴力作用于头部时,着力点处颅骨变形或发生骨折,同时脑组织在颅腔内大幅度运动,导致脑组织着力点或冲击点损伤,均可造成脑挫伤和脑裂伤,由于两种改变往往同时存在,故又称脑挫裂伤。前者为脑皮质和软脑膜仍保持完整;而后者,有脑实质及血管破损、断裂,软脑膜撕裂。脑挫裂伤的显微病理表现为脑实质点片状出血、水肿和坏死。脑皮质分层结构不清或消失,灰质与白质分界不清。脑挫裂伤常伴有邻近的局限性血管源性脑水肿和弥漫性脑肿胀。

外伤性急性脑肿胀又称弥漫性脑肿胀,是指发生在严重的脑挫裂伤和广泛脑损伤之后的急性继发性脑损伤,以青少年多见。治疗以内科为主。

(一)临床表现

1.意识障碍

受伤当时立即出现,一般意识障碍时间均较长,短者半小时、数小时或数天,长者数周、数月,有的为持续昏迷或植物状态。

2.生命体征改变

常较明显,体温多在38℃左右,脉搏和呼吸增快,血压正常或偏高。如出现休克,应注意全身检查。

3.局灶症状与体征

受伤当时立即出现与伤灶相应的神经功能障碍或体征,如运动区损伤的锥体束征、肢体抽搐或瘫痪,语言中枢损伤后的失语及昏迷患者脑干反应消失等。颅内压增高为继发脑水肿或颅内血肿所致。尚可有脑膜刺激征。

4.头痛、呕吐

患者清醒后有头痛、头晕、恶心呕吐、记忆力减退和定向力障碍。

(二)检查

1.实验室检查

(1)血常规:了解应激状况。

(2)血气分析:可有血氧低、高二氧化碳血症存在。

(3)脑脊液检查:脑脊液中有红细胞或血性脑脊液。

2.神经影像学检查

(1)头颅 X 平片:多数患者可发现有颅骨骨折。

(2)头颅 CT 扫描:了解有无骨折、有无中线移位及除外颅内血肿。

(3)头颅 MRI 扫描:不仅可以了解具体脑损伤部位、范围及其周围脑水肿情况,而且可推测预后。

(三)常规治疗

(1)轻度脑挫裂伤患者,通过急性期观察后,治疗与弥漫性轴索损伤相同。

(2)抗休克治疗:如合并有休克的患者首先寻找原因,积极抗休克治疗。

(3)重度脑挫裂伤患者,应送重症监护病房进行相关治疗。

(4)对昏迷患者,应注意维持呼吸道通畅。

(5)对呼吸困难者,立即行气管插管连接人工呼吸机进行辅助呼吸。对呼吸道内分泌物多,影响气体交换,且估计昏迷时间较长者(3 天以上),应尽早行气管切开术。

(6)对伴有脑水肿的患者,应适当限制液体入量,并结合脱水治疗。

(7)脱水治疗颅内压仍在 5.32~7.98 kPa(40~60 mmHg)会导致严重脑缺血或诱发脑疝,可考虑行开颅去骨瓣减压和(或)脑损伤灶清除术。

(8)手术指征:对于脑挫裂伤严重,局部脑组织坏死伴有脑水肿和颅内压增高的患者;经各种药物治疗无效,症状进行性加重者。具体方法:清除挫伤坏死的脑组织及小的出血灶,再根据脑水肿、脑肿胀的情况进行颞肌下减压或局部去骨瓣减压。

(四)其他治疗

(1)亚低温治疗,维持体温在 33~34 ℃,多针对重度或特重度脑外伤患者。

（2）药物治疗：糖皮质激素、改善脑细胞代谢、止血剂等。

（3）高压氧疗法。

四、脑干损伤

脑干原发损伤在头、颈部受到暴力后可以立即出现，多不伴有颅内压增高表现。病理变化有脑干神经组织结构紊乱、轴索断裂、挫伤和软化。由于脑干内除脑神经核团、躯体感觉运动传导束外，还有网状结构和呼吸、循环等生命中枢，故其致残率和死亡率均较高。

原发性脑干损伤的病理变化常为脑挫伤伴灶性出血和水肿，多见于中脑被盖区，脑桥及延髓被盖区次之。继发性脑干损伤常因严重颅内高压致脑疝形成，脑干受压移位、变形使血管断裂，可引起出血和软化等继发病变。

（一）临床表现

1.典型表现

多为伤后立即陷入持续昏迷状态，生命体征多有早期紊乱，表现为呼吸节律紊乱，心跳及血压波动，双瞳大小多变，眼球斜视，四肢肌张力增高，去皮质强直状态，伴有锥体束征。多有高热、消化道出血、顽固性呃逆，甚至脑性肺水肿。

2.中脑损伤表现

意识障碍突出，瞳孔可时大时小双侧交替变化，去皮质强直。

3.脑桥损伤表现

除持久意识障碍外，双瞳常极度缩小，角膜反射及嚼肌反射消失，呼吸节律不整，呈现潮式呼吸或抽泣样呼吸。

4.延髓损伤表现

主要为呼吸抑制和循环紊乱，呼吸缓慢、间断，脉搏快弱、血压下降，心眼反射消失。

（二）辅助检查

1.腰椎穿刺

脑脊液多呈血性，压力多为正常或轻度升高，当压力明显升高时，应除外颅内血肿。

2.头颅 X 线平片检查

往往伴有颅骨骨折。

3.头颅 CT 扫描

在伤后数小时内检查，可显示脑干有点片状高密度区，脑干肿大，脚间池、桥池,四叠体池及第四脑室受压或闭塞。

4.头颅及上颈段 MRI 扫描

有助于明确诊断,了解伤灶部位和范围。

5.脑干诱发电位

波峰潜伏期延长或分化不良。

(三)治疗

(1)一般治疗措施同脑挫裂伤。

(2)对一部分合并有颅内血肿者,应及时诊断和手术。对合并有脑水肿或弥漫性轴索损伤及脑肿胀者,应用脱水药物和激素等予以控制。

(3)伤后 1 周,病情较为稳定时,为保持患者营养,应由胃管进食。

(4)对昏迷时间较长的患者,应加强护理,防止各种并发症。

(5)有条件者,可行高压氧治疗,以助于康复。

五、下丘脑损伤

单纯下丘脑损伤少见,多伴有严重脑干损伤和(或)脑挫裂伤,可引起神经-内分泌紊乱和机体代谢障碍。其损伤病理多为灶性出血、水肿、缺血、软化及神经细胞坏死,偶可见垂体柄断裂和垂体内出血。

(一)临床表现

(1)意识与睡眠障碍。

(2)循环及呼吸紊乱。

(3)体温调节障碍,中枢性高热,高达 41 ℃甚至 42 ℃。

(4)水电解质代谢紊乱,尿崩。

(5)糖代谢紊乱。

(6)消化系统障碍。

(7)间脑发作。

(二)诊断

通常只要有某些代表丘脑下部损伤的征象,即可考虑伴有此部位的损伤。

(三)治疗

与原发性脑干损伤基本相同。需加强监测。

第二节 颅 内 血 肿

一、概述

颅内血肿属颅脑损伤严重的继发性病变,在闭合性颅脑损伤中约占10%;在重度颅脑损伤中占40%~50%。颅内血肿继续发展,容易导致脑疝。因此,颅内血肿的早期诊断和及时手术治疗非常重要。

一般而言,急性颅内血肿量幕上超过20 mL,幕下10 mL 即可引起颅内压增高症状。由于脑实质不能被压缩,所以调节颅内压作用主要在脑脊液和脑血容量之间进行。颅内压增高时只有8%的颅腔代偿容积。若颅内高压的发生和发展较为缓和,颅腔容积的代偿力可以充分发挥,这在颅内压监测容积压力曲线上可以看到。若颅内高压的发生与发展十分急骤,超出容积代偿力,越过容积压力曲线的临界点,则可很快进入失代偿期。此时,颅腔容积的顺应性极差,即使从脑室入出1 mL脑脊液,亦可使压力下降0.4 kPa(3 mmHg)以上。若颅内高压达到平均体动脉压水平时,脑灌注压少于 2.6 kPa(20 mmHg),则脑血管趋于闭塞,中枢血液供应濒临中断,患者将陷于脑死亡状态。

(一)颅内血肿类型

1.按血肿在颅内结构的解剖层次不同可分为 3 种类型

(1)硬脑膜外血肿:指血肿形成于颅骨与硬脑膜之间者。

(2)硬脑膜下血肿:指血肿形成于硬脑膜与蛛网膜之间者。

(3)脑内(包括脑室内)血肿:指血肿形成于脑实质内或脑室内者(图 2-1)。

2.按血肿的症状出现时间的不同亦分为 3 种类型

(1)急性:伤后 3 天内出现者,大多数发生在 24 小时以内。

(2)亚急性:伤后 4~21 天出现者。

(3)慢性:伤后 3 周以后出现者。

3.特殊部位和类型的血肿

如颅后窝血肿、多发性血肿等。因其各有临床特点而与一般血肿有所区别。

(二)临床表现

1.症状与体征

(1)头痛、恶心、呕吐:血液对脑膜的刺激或颅内血肿引起颅内压增高可引起症状。一般情况下,脑膜刺激所引起的头痛、恶心和呕吐较轻。在观察中若症状加重,出现剧烈头痛、恶心和频繁呕吐时,可能有颅内血肿,应结合其他症状或必要时采用辅助检查加以确诊。

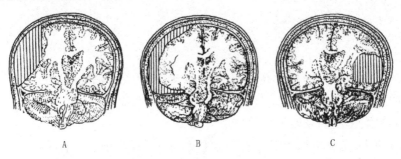

图 2-1　颅内血肿类型

A.硬脑膜外血肿;B.硬脑膜下血肿;C.脑内血肿

　　(2)意识改变:进行性意识障碍为颅内血肿的主要症状之一。颅内血肿出现意识变化过程,与原发性脑损伤的轻重有密切关系,通常有 3 种情况:原发性脑损伤较轻,可见到典型的"中间清醒期"(昏迷→清醒→再昏迷),昏迷出现的早晚与损伤血管的大小或出血的急缓有关,短者仅 20～30 分钟,长者可达数天,但一般多在 24 小时内。有的伤后无昏迷,经过一段时间后出现昏迷(清醒→昏迷),多见于小儿,容易导致漏诊;若原发性脑损伤较重,则常表现为昏迷程度进行性加深(浅昏迷→昏迷),或一度稍有好转后又很快恶化(昏迷→好转→昏迷);若原发性脑损伤过于严重,可表现为持续性昏迷。一般认为,原发性昏迷时间的长短取决于原发性脑损伤的轻重,而继发性昏迷出现的迟早主要取决于血肿形成的速度。所谓的中间清醒期或中间好转期,实质上就是血肿逐渐长大,脑受压不断加重的过程,因而,在此期内,患者常有躁动、嗜睡、头痛和呕吐加重等症状。在排除了由于药物引起的嗜睡或由于尿潴留等原因引起的躁动后,即应警惕有并发颅内血肿的可能。

　　(3)瞳孔改变:对于颅内血肿者,阳性体征的出现极为重要。一侧瞳孔进行性散大,光反应消失,是小脑幕切迹疝的重要征象之一。在瞳孔散大之前,常有短暂的瞳孔缩小,这是动眼神经受刺激的表现。瞳孔散大多出现在血肿的同侧,但约 10% 的患者发生在对侧。若脑疝继续发展,则脑干受压更加严重,中脑动眼神经核受损,可出现两侧瞳孔均散大,表明病情已进入垂危阶段。

　　一般情况下,出现两侧瞳孔散大,可迅速注入脱水药物,如一侧缩小而另一侧仍然散大,则散大侧多为脑疝或血肿侧;如两侧瞳孔仍然散大,则表示脑疝未能复位,或由于病程已近晚期,脑干已发生缺血性软化。若术前两侧瞳孔均散大,将血肿清除后,通常总是对侧瞳孔先缩小,然后血肿侧缩小;如术后血肿侧瞳孔已缩小,而对侧瞳孔仍然散大,或术后两侧瞳孔均已缩小,但经过一段时间后对侧瞳孔又再次散大,多表示对侧尚有血肿;如术后两侧瞳孔均已缩小,病情一度好转,但经一段时间后手术侧的瞳孔再度散大,应考虑有复发性血肿或术后脑水肿的可能,还应及时处理。瞳孔散大出现的早晚,也与血肿部位有密切关系。颞区血肿,瞳孔散大通常出现较早,额极区血肿则出现较晚。

(4)生命体征变化:颅内血肿者多有生命体征的变化。血肿引起颅内压增高时,可出现库欣反应,血压出现代偿性增高,脉压增大,脉搏徐缓、充实有力,呼吸减慢、加深。血压升高和脉搏减慢常较早出现。颅后窝血肿时,则呼吸减慢较多见。随着颅内压力的不断增高,延髓代偿功能衰竭,出现潮式呼吸乃至呼吸停止,随后血压亦逐渐下降,并在呼吸停止后,经过一段时间心跳亦停止。经复苏措施,心跳可恢复,但如血肿未能很快清除,则呼吸恢复困难。一般而言,如果血压、脉搏和呼吸3项中有2项的变化比较肯定,对颅内血肿的诊断有一定的参考价值。但当并发胸、腹腔脏器损伤并发休克时,常常出现血压偏低、脉搏增快,此时颅内血肿的生命体征变化容易被掩盖,必须提高警惕。

(5)躁动:常见于颅内血肿患者,容易被临床医师所忽视,或不做原因分析即给予镇静剂,以致延误早期诊断。躁动通常发生在中间清醒期的后一阶段,即在脑疝发生(继发性昏迷)前出现。

(6)偏瘫:幕上血肿形成小脑幕切迹疝后,疝出的脑组织压迫同侧大脑脚,引起对侧中枢性面瘫和对侧上、下肢瘫痪,同时伴有同侧瞳孔散大和意识障碍,也有少数患者的偏瘫发生在血肿的同侧,这是因为血肿将脑干推移致对侧,使对侧大脑脚与小脑幕游离缘相互挤压,这时偏瘫与瞳孔散大均发生在同一侧,多见于硬脑膜下血肿;血肿直接压迫大脑运动区,由于血肿的位置多偏低或比较局限,故瘫痪的范围也多较局限,如额叶血肿和额颞叶血肿仅出现中枢性面瘫或中枢性面瘫与上肢瘫,范围较广泛的血肿亦可出现偏瘫,但一般瘫痪的程度多较轻,有时随着血肿的发展,先出现中枢性面瘫,而后出现上肢瘫,最后出现下肢瘫。矢状窦旁的血肿可出现对侧下肢单瘫,跨矢状窦的血肿可出现截瘫。左侧半球血肿还可伴有失语;由伴发的脑挫裂伤直接引起,这种偏瘫多在伤后立即出现。

(7)去脑强直:在伤后立即出现此症状,应考虑为原发性脑干损伤。如在伤后观察过程中出现此症状时,则为颅内血肿或脑水肿继发性脑损害所致。

(8)其他症状:婴幼儿颅内血肿可出现前囟突出。此外,由于婴幼儿的血容量少,当颅内出血量达100 mL左右即可产生贫血的临床表现,甚至发生休克。小儿的慢性血肿可出现头颅增大等。

2.影像学检查

(1)颅骨X线平片:在患者身体情况允许时,应行颅骨 X 线平片检查,借此可确定有无骨折及骨折类型,尚可根据骨折线的走行判断颅内可能出现的损伤情况,利于进一步的检查和治疗。颅盖骨折 X 线平片检查确诊率为 95%～100%,骨折线经过脑膜中动脉沟、静脉窦走行区时,应注意有无硬脑膜外血肿发生的可能。颅底骨折经 X 线平片确诊率仅为 50%左右,因此,必须结合临床表现作出诊断,如有无脑神经损伤及脑脊液漏等。

(2)头颅 CT 扫描:是目前诊断颅脑损伤最理想的检查方法。可以准确地判断损伤的类型及血肿的大小、数量和位置。脑挫裂伤区可见点状、片状高密度出血灶,或为混杂密度;硬脑膜外血肿在脑表面呈现双凸球镜形高密度影;急性硬脑膜下血肿则呈现新月形高密度影;亚急性或慢性硬脑膜下血肿表现为稍高密度、等密度或稍低密度影。

(3)头颅 MRI 扫描:一般较少用于急性颅脑损伤的诊断。头颅 CT 和 MRI扫描对颅脑损伤的诊断各有优点。对急性脑外伤的出血,CT 显示较 MRI 为佳,对于亚急性、慢性血肿及脑水肿的显示,MRI 常优于 CT。急性早期血肿在 T1及 T2 加权图像上均呈等信号强度,但亚急性和慢性血肿在 T1 加权图像上呈高信号,慢性血肿在 T2 加权图像上可见低信号边缘,血肿中心呈高信号。应注意血肿与脑水肿的 MRI 影像鉴别。

(三)手术技术

1.早期手术

对有颅内血肿可能的患者,应在观察过程中先把头发剃光,并做好手术器械的消毒和人员组织的准备,诊断一经确定,应立即施行手术。对已有一侧瞳孔散大的脑疝患者,应在静脉滴注强力脱水药物的同时,做好各项术前准备,患者一经送到手术室,立即进行手术。对双侧瞳孔散大、病理呼吸,甚至呼吸已经停止的患者,抢救更应当争分夺秒,立即在气管插管辅助呼吸下进行手术。为了争取时间,术者可带上双层手套(不必刷手),迅速进行血肿部位钻孔,排出部分积血,使脑受压得以暂时缓解,随后再扩大切口或采用骨瓣开颅,彻底清除血肿。

2.钻孔检查

当病情危急又未做 CT 扫描,且血肿部位不明确者,可先做钻颅探查。在选择钻孔部位时,应注意分析损伤的机制,参考瞳孔散大的一侧、头部着力点、颅骨骨折的部位、损伤的性质及可能发生的血肿类型等安排钻孔探查的先后顺序(图 2-2)。

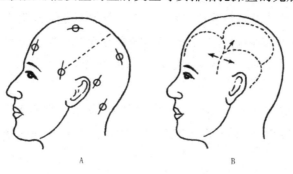

图 2-2 钻孔探查和开颅手术切口设计

A.常用钻孔探查部位;B.开颅手术切口设计

(1)瞳孔散大的一侧:因多数的幕上血肿发生在瞳孔散大的一侧,故首先应选择瞳孔散大侧进行钻孔。如双侧瞳孔均散大,应探查最先散大的一侧。如不知何侧首先散大,可在迅速静脉滴入强力脱水药物过程中观察,如一侧缩小而另一侧仍散大或变化较少,则首先在瞳孔仍然散大侧钻孔。

(2)头部着力部位:可借头皮损伤的部位来推断头部着力点。如着力点在额区,血肿多在着力点处或其附近,很少发生在对冲部位,应先探查额区和颞区。如着力点在颞区,则血肿多发生在着力部位,但也可能发生在对冲的颞区,探查时宜先探查同侧颞区,然后再探查对侧颞区。如着力点在枕区,则以对冲部位的血肿为多见,探查应先在对侧额叶底区和颞极区,然后为同侧的额叶底区和颞极区,最后在着力侧的颅后窝和枕区。

(3)有无骨折和骨折部位:骨折线通过血管沟,并与着力部位和瞳孔散大的一侧相一致时,以硬脑膜外血肿的可能性为大,应首先在骨折线经过血管沟处钻孔探查。若骨折线经过上矢状窦,则应在矢状窦的两侧钻孔探查,并先从瞳孔散大侧开始。如无骨折,则以硬脑膜下血肿的可能性为大,应参考上述的头部着力部位确定钻孔探查顺序。

(4)损伤的性质:减速性损伤的血肿,既可发生在着力部位,也可发生在对冲部位,例如枕部着力时,发生对冲部位的硬脑膜下血肿机会较多,故应先探查对冲部位,根据情况再探查着力部位。前额区着力时,应探查着力部位。头一侧着力时,应先探查着力部位,然后再探查对冲部位。加速性损伤时,血肿主要发生在着力部位,故应在着力部位探查。

3.应注意多发性血肿存在的可能

颅内血肿中约有15%为多发性血肿。在清除一个血肿后,如颅内压仍很高,或血肿量少,不足以解释临床症状时,应注意寻找是否还有其他部位的血肿,如对冲血肿、深部的脑内血肿和邻近部位的血肿等。怀疑多发性血肿,情况容许时,应立即进行CT检查,诊断证实后再行血肿清除。

4.减压术

清除血肿后脑迅速肿胀,无搏动,且突出于骨窗处,经注入脱水药物无效者,在排除多发性血肿后,应同时进行减压术。术中脑膨出严重且缝合困难者,预后多不良。

5.注意合并伤的处理

闭合性颅脑伤患者在观察过程中出现血压过低时,除注意头皮伤的大量失血或婴幼儿颅内血肿所引起外,应首先考虑有其他脏器损伤而未被发现,必须仔细进行全身检查,根据脏器出血和颅内血肿的急缓,决定先后处理顺序。一般应先处理脏器出血,然后行颅内血肿清除手术。如已出现脑疝,可同时进行手术。

6.复发血肿或遗漏血肿的处理

术后病情一度好转,不久症状又加重者,应考虑有复发性血肿或多发性血肿被遗漏的可能。如及时再次进行手术清除血肿,仍能取得良好效果。如无血肿,则行一侧或双侧颞肌下减压术,也可使患者转危为安。

(四)并发症及其防治

部分颅内血肿患者同时伴有重度颅脑损伤,因全身处于应激状态和长期昏迷,极易造成全身并发症。其中肺部并发症、肾衰竭、严重上消化道出血及丘脑下部功能失调等严重并发症是临床患者死亡和伤残的主要原因之一,正确处理这些并发症是颅脑救治工作中的重要环节。

1.肺部感染

肺部感染十分常见,它可进一步加重脑损害,形成恶性循环,是导致死亡的重要原因。防治措施有以下几种。

(1)保持呼吸道通畅。①保持口腔清洁:及时彻底清除口腔及呼吸道的分泌物、呕吐物及凝血块等,做好口腔护理,用3%过氧化氢或生理盐水清洗口腔,防止口唇皮肤干燥裂开和及时治疗口腔炎、黏膜溃疡及化脓性腮腺炎等口腔感染。②定时翻身叩背:经常变换患者体位,以利于呼吸道分泌物排出,防止呕吐物误吸,并定时采用拍击震动法协助排痰。定时改变体位除能预防压疮形成外,也能减轻肺淤血,提高氧气运送能力,克服重力影响造成的气体分布不均,改善通气与灌注的比例,并能促进分泌物的排出。拍击震动可使小支气管分泌物松动而易于排至中气管和大气管中,利于排出体外。③消除舌后坠:舌后坠影响呼吸通畅者,应取侧卧位并抬起下颌或采用侧俯卧位,仰卧时放置咽导管等,以改善呼吸道通气情况。④解除支气管痉挛:由于炎症的刺激,常引起支气管痉挛和纤毛运动减弱或消失,导致通气不畅和痰液积聚,故解除支气管痉挛对防治肺部感染甚为重要,严重支气管痉挛时可用氨茶碱或异丙肾上腺素肌内或静脉注射。一般可用雾化吸入。⑤及时清理呼吸道:彻底吸痰对预防颅脑损伤患者肺部感染是极其重要的,可经口腔、鼻腔或气管切开处吸痰。吸痰动作要轻柔,吸痰管自气管深部左右前后旋转,向外缓慢退出,防止因吸力过大或动作过猛造成口腔、气管黏膜损伤,引起出血。⑥纤维支气管镜吸痰和灌洗:主要用于严重误吸、鼻导管不易插入气管、插入气管内吸痰已无效或已证实大片肺不张时,应尽早行纤维支气管镜吸痰。吸痰过程中要注意无菌操作。吸痰前要先从X线胸片了解痰液积聚和肺不张的部位,进行选择性吸引;双侧肺病变时应先吸重的一侧,后吸轻的一侧,防止发绀发生。吸引时间不宜过长,一般不超过1分钟。吸痰过程中要进行心电、血压、呼吸和氧饱和度的监测,观察口唇、指甲颜色,遇到心率增快、血压过低或过高,氧饱和度下降明显或发绀严重时应暂停操作,予以大流量面罩吸氧,待情况稳定后重新进行。严重肺部感染患者,即使在纤维支气管镜直视下进行吸痰,有时也难将呼吸道清理干净,此时可采用灌洗方法,将气管插管放入左支气管或右支气管内,注入灌洗液,当患者出现呛咳时,立即向外抽吸。可反复灌洗,左右支气管交替进行,灌洗液中可加入相应的抗生素,目前认为灌洗是治疗严重肺部感染的有效措施。⑦气管切开:颅脑损伤患者咳嗽反应差,如出现误吸、呼吸道梗阻、气管内分泌物增多而排出不畅,或合并颜面伤、颅底骨折及昏迷或预计昏迷时间长的患者,均应尽早行气管切开。及时行气管切开能有效解除呼吸道梗阻,易于清除下呼吸道分泌物阻塞,减少通气无效腔,改善肺部通气功能,保证脑组织供氧,对减轻脑水肿和防治肺部感染具有积极重要作用。

(2)加强营养支持治疗,提高机体免疫力:颅脑损伤患者基础代谢率升高,能量消耗增加,蛋白分解利用大于合成,呈低蛋白血症、负氮平衡状态,营养不良可以导致机体免疫力降低。因此,对颅脑损伤患者应采用高热量、高蛋白营养支持治疗,可采用胃肠道内营养和胃肠道外营养两种方式予以补充,必要时应给予输新鲜血及血液制品等支持,同时注意维持水电解质和酸碱平衡。

(3)抗生素的应用:正确、及时地选用抗生素是肺部感染治疗成功的关键。由于颅脑损伤合并肺部感染的致病菌株不断增多,菌群复杂,毒力和侵袭力强的致病菌表现为单纯感染,而毒力和侵袭力弱的致病菌则以混合感染的形式存在。因此,临床宜根据细菌敏感试验用药。在早期尚无药敏试验之前,可根据经验用药。采用足量针对性强的抗生素,严重的混合感染应采用联合用药。临床资料显示,颅脑损伤合并肺部感染的主要病原菌为革兰氏阴性杆菌,其病死率高达70%。颅脑损伤合并肺部感染诊断一旦明确,经验性给药应选用广谱抗菌力强的抗生素,如第2代或第3代头孢菌素类药物或氟喹诺酮类药物。在经验性给药后24~48小时内必须密切观察患者病情,注意症状、体征、体温的变化,痰的性状和数量增减等,以评估患者病情是否好转,同时行必要的痰涂片、细菌培养及药敏试验,或其他有助于病因学确诊的检查,为进一步更有效治疗提供依据。治疗中,患者体温持续不退,肺部感染症状、体征无改善,应考虑是否存在混合感染、二重感染及抗药性病原菌。应根据反复呼吸道分泌物的培养结果,调整抗生素种类和剂量,或采用联合用药,以便达到最佳的治疗效果。抗生素的使用时间应该根据肺部感染的性质和轻重而定,不能停药太早,但也不宜长期用药。一般情况下,体温维持在正常范围5天左右,外周血白细胞计数已在正常范围,临床肺部感染症状、体征消失者,即可考虑停药。对于严重感染、机体免疫功能低下者,疗程应适当延长。

2.上消化道出血

上消化道出血是颅脑损伤的常见并发症,文献报道其发生率为16%~47%,多见于下丘脑损伤、脑干损伤、广泛脑挫裂伤及颅内血肿等重症患者,对患者的生命有很大威胁。

(1)预防性措施:①积极治疗原发性病变,如降低增高的颅内压,纠正休克,维持正常血氧浓度,保持水电解质及酸碱平衡等措施,解除机体的持续应激状态。②早期留置胃管,抽吸胃液及观察其性状,有利于早期发现和及时处理。③应用抗酸药物:严重颅脑损伤尤其是有下丘脑损伤时,可预防性应用抗酸药物,如氢氧化铝凝胶、雷尼替丁或法莫替丁,抑制胃酸分泌,提高胃液pH,减轻胃肠黏膜损害。④维持能量代谢平衡,予以静脉高价营养,纠正低蛋白血症,给予大剂量维生素A,有助于胃黏膜的再生修复。⑤减少使用大剂量肾上腺皮质激素及阿司匹林等诱发应激性溃疡的药物。

(2)非手术治疗:①密切观察病情,注意血压、脉搏及呕血或黑便的数量。②持续胃肠减压,吸尽胃液及反流的胆汁,避免胃扩张。③停用肾上腺皮质激素。④应用维生素K、酚磺乙胺(止血敏)、巴曲酶(立止血)、凝血因子I(纤维蛋白原)及抗纤维蛋白溶解药等止血药物。⑤建立通畅的静脉通道,对大出血者应立即输血,进行抗休克治疗。⑥抗酸止血治疗,通过中和胃酸、降低胃液 pH 或抑制胃液分泌,达到抗酸止血目的。常用药物包括氢氧化铝凝胶、西咪替丁(甲氰咪胍)、雷尼替丁、法莫替丁、奥美拉唑(洛赛克)、生长抑素等。⑦局部止血治疗,胃管注入冰盐水去甲肾上腺素液(去甲肾上腺素 6～8 mg 溶于100 mL等渗冰盐水中),每 4～6 小时可重复使用 1 次。⑧内镜止血治疗,可经内镜注射高渗盐水、肾上腺素混合液或注射医用 99.9％乙醇,使血管收缩、血管壁变性及血管腔内血栓形成而达到止血目的;或经内镜通过激光、高频电凝、热探头及微波等热凝固方式,起到有效的止血作用;也可通过内镜活检管道将持夹钳送入胃腔,直视下对出血部位进行钳夹止血,适用于喷射性小动脉出血。⑨选择性动脉灌注升压素,经股动脉插管,将导管留置于胃左动脉,持续灌注升压素,促使血管收缩,达到止血目的。

(3)手术治疗:部分患者出血量大或反复出血,经非手术治疗无效,应考虑行手术治疗。可根据情况选择全胃切除、胃部分切除、幽门窦切除加迷走神经切除或幽门成形加迷走神经切除等手术方式。

3.急性肾衰竭

急性肾衰竭是颅脑损伤的严重并发症,其病情发展快,对机体危害大,如处理不当,可导致严重后果。

(1)预防性措施:①消除病因,积极抗休克,控制感染,及时发现和治疗弥散性血管内凝血,积极治疗脑损伤、清除颅内血肿,防治脑水肿,避免神经源性肾衰竭的发生。②及时纠正水电解质失衡,对颅脑损伤患者,要补充适量的含钠盐溶液,避免过分脱水,维持有效循环血量,改善和维护肾小管功能和肾小球滤过率,减少肾衰竭的发生。③减轻肾脏毒性损害作用,避免或减少使用对肾脏有损害的抗生素及其他药物(如氨基糖苷类抗生素);积极碱化尿液,防止血红蛋白在肾小管内形成管型;对已有肾功能损害者,减少或停用甘露醇降颅压,改用甘油果糖或呋塞米(速尿)注射液,可取得同样降颅压效果;积极控制感染,消除内毒素的毒性作用。④解除肾血管痉挛,减轻肾缺血。休克患者伴有肾衰竭时,不宜使用易致肾血管收缩的升压药物(如去甲肾上腺素等);如补充血容量后仍少尿,可用利尿合剂或扩血管药物(如多巴胺)以解除肾血管痉挛。

(2)少尿或无尿期的治疗。①严格控制液体入量:准确记录 24 小时出入水量,包括显性失水、隐性失水及内生水,按"量出为入,宁少勿多"的原则进行补液。②控制高钾血症:高血钾是急性肾衰竭的危险并发症,可引起严重心律失常,威胁患者生命。因此,必须每天 1 次或 2 次监测血清钾离子浓度及心电图变化，及时处理。措施：禁用钾盐，避免使用含钾离子的药物（青霉素钾盐）、陈旧库存血及控制含钾离子饮食的摄入；彻底清创，减少创面坏死和感染引起的高血钾；积极预防和控制感染，纠正酸中毒，防治缺氧和血管内溶血；供给足够热量，减少蛋白质分解；高渗葡萄糖液加胰岛素静脉滴注，使钾离子转移至细胞内；5％碳酸氢钠对抗钾离子对心脏的毒性作用；应用阳离子交换树脂，每次 15 g，口服，每天 3 次；对抗心律失常，钙剂能拮抗钾离子的抑制心脏作用，兴奋、加强心肌收缩作用，减轻钾离子对心脏的毒性作用。③纠正酸中毒：可根据患者情况给予11.2％乳酸钠、5％碳酸氢钠或 7.2％三羟甲基氨基甲烷溶液，每次 100～200 mL静脉滴注。④供给足够热量，减少蛋白分解：采用低蛋白、高热量、高维生素饮食，减少机体蛋白质的分解，减轻氮质血症及高血钾。同时应用促进蛋白质合成的激素苯丙酸诺龙或丙酸睾酮。⑤防治感染：患者应适当隔离，注意口腔、皮肤及会阴部的护理。在应用抗生素控制感染时，应考虑药物半衰期在肾功能不全时的延长因素，适当减少用药剂量及用药次数，避免引起肾脏毒性反应或选用对肾脏无毒性损害的抗菌药物。⑥透析治疗：随着透析设备的普及及技术上的提高，对急性肾衰竭患者，近年来多主张早期进行透析治疗，对减轻症状、缩短病程、减少并发症和争取良好预后有着重要意义；对防治水中毒、高钾血症及其他电解质紊乱，消除体内代谢毒物或产物，纠正酸中毒，改善全身症状等都有肯定作用。

（3）多尿期的治疗：急性肾衰竭进入多尿期，病情初步好转，患者的尿量明显增加，体内电解质特别是钾离子大量丢失，需积极补充入量，以防止细胞外液的过度丧失造成缺水，补液量以每天出量的 1/3～1/2 为宜，每天根据电解质测定结果，来决定补充适量的钾盐、钠盐，以维持水电解质的平衡。同时要补充足够的维生素，逐步增加蛋白质的摄入，以保证组织修复的需要，积极治疗感染，预防并发症的发生，纠正贫血，使患者迅速康复。

（4）恢复期的治疗：此期患者仍十分虚弱，还应加强支持治疗，增强抗病能力；定期复查肾功能，避免使用损害肾脏的药物，注意休息，积极治疗原发病，促进肾功能的完全恢复。

二、急性与亚急性硬脑膜外血肿

在颅脑损伤中，硬脑膜外血肿占 30％左右，可发生于任何年龄，但以 15～30 岁的青年比较多见。小儿则很少见，可能因小儿的脑膜中动脉与颅骨尚未紧密靠拢有关。血肿好发于幕上半球的凸面，绝大多数属于急性，亚急性者少见，

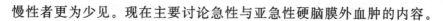

慢性者更为少见。现在主要讨论急性与亚急性硬脑膜外血肿的内容。

(一)出血来源与血肿位置

1.出血来源

(1)脑膜中动脉:为最为常见的动脉破裂出血点。脑膜中动脉经棘孔进入颅腔后,沿脑膜中动脉沟走行,在近翼点处分为前后两支,当有骨折时,动脉主干及分支可被撕破出血,造成硬脑膜外血肿。脑膜中动脉的前支一般大于后支,骨沟也较深,故前支较后支更容易遭受损伤,发生血肿的机会也更多,而且血肿形成的速度也更快。

(2)静脉窦:骨折若发生在静脉窦附近,可损伤颅内静脉窦引起硬脑膜外血肿,血肿多发生在矢状窦和横窦,通常位于静脉窦的一侧,也可跨越静脉窦而位于其两侧,称骑跨性血肿。

(3)脑膜中静脉:与脑膜中动脉伴行,较少损伤,出血较缓慢,容易形成亚急性或慢性血肿。

(4)板障静脉或导血管:颅骨板障内有网状的板障静脉和穿通颅骨的导血管。骨折时出血,流入硬脑膜外间隙形成血肿,为静脉性出血,形成血肿较为缓慢。

(5)脑膜前动脉和筛动脉:是硬脑膜外血肿出血来源中较为少见的一种,发生于前额部和颅前窝颅底骨折时,出血缓慢,易漏诊。

此外,少数患者并无骨折,可能是外力造成颅骨与硬脑膜分离,以致硬脑膜表面的小血管撕裂。此类血肿形成亦较缓慢。

2.血肿位置

硬脑膜外血肿最多见于颞部区、额顶区和颞顶区。近脑膜中动脉主干处的出血,血肿多在颞区,可向额区或顶区扩展;前支出血,血肿多在额顶区;后支出血,则多在颞顶区;由上矢状窦出血形成的血肿则在它的一侧或两侧;横窦出血形成的血肿多在颅后窝或同时发生在颅后窝与枕区;脑膜前动脉或筛动脉所形成的血肿则在额极区或额叶底区。

(二)临床表现

1.症状与体征

(1)颅内压增高:由于血肿形成造成颅内压增高,患者在中间清醒期内,颅内压增高更为明显,常有剧烈头痛、恶心、呕吐、血压升高、呼吸和脉搏缓慢等表现,并在再次昏迷前患者出现躁动不安。

（2）意识障碍：一般情况下，因为脑原发性损伤比较轻，伤后原发性昏迷的时间较短，多数出现中间清醒期或中间好转期，伤后持续性昏迷者仅占少数。中间清醒期或中间好转时间的长短，与损伤血管的种类及血管直径的大小有密切关系。大动脉出血急剧，可在短时间内形成血肿，其中间清醒期短，再次昏迷出现较早，多数在数小时内出现。个别严重者或合并严重脑挫裂伤时，原发性昏迷未恢复，继发性昏迷又出现，中间清醒期不明显，酷似持续性昏迷。此时，与单纯的严重脑挫裂伤鉴别困难，但可详细了解伤后昏迷过程，如发现昏迷程度有进行性加重的趋势，应警惕有颅内血肿的可能。

（3）神经损害症状与体征：硬脑膜外血肿多发生在运动区及其附近，可出现中枢性面瘫、偏瘫及运动性失语等；位于矢状窦的血肿可出现下肢单瘫；颅后窝硬脑膜外血肿出现眼球震颤和共济失调等。

（4）脑疝症状：当血肿发展很大，引起小脑幕切迹疝时，则出现韦格综合征，即血肿侧瞳孔散大，对光反射消失，对侧肢体瘫痪，肌张力增高，腱反射亢进和病理反射阳性。此时伤情多发展急剧，短时间内即可转入脑疝晚期，有双瞳散大、病理性呼吸或去皮质强直等表现。如抢救不及时，可引起严重的脑干损害，导致生命中枢衰竭而死亡。

2.影像学检查

（1）颅骨 X 线平片检查：颅骨骨折发生率高，硬脑膜外血肿患者约有 95％显示颅骨骨折，绝大多数发生在着力部位。以线形骨折最多，凹陷骨折少见。骨折线往往横过脑及脑膜血管沟或静脉窦。

（2）CT 或 MRI 检查：对重症患者应作为首选检查项目，不仅能迅速明确诊断，缩短术前准备时间，而且可显示血肿发生的位置，为手术提供准确部位。一般而言，CT 的阳性发现在急性期优于 MRI。

（3）脑血管造影：在无 CT 设备时，如病情允许，可行脑血管造影检查，在血肿部位显示典型的双凸形无血管区，并有中线移位等影像。在病情危急时，应根据受伤部位、局灶神经症状、体征及 X 线颅骨平片征象果断进行血肿探查和清除术。

（三）手术技术

1.适应证

（1）伤后有明显的中间清醒期，骨折线经过血管沟或静脉窦，伴有明显脑受压症状和（或）出现一侧肢体功能障碍及早期小脑幕裂孔疝者。

（2）头颅 CT 检查显示颅内有较大的血肿，中线明显移位者。

（3）经钻孔探查证实为硬脑膜外血肿者。

2.禁忌证

（1）双侧瞳孔散大，自主呼吸停止1小时以上，经积极的脱水、降颅压治疗无好转，处于濒死状态者。

（2）患者一般状态良好，CT检查见血肿量较小，且无明显脑受压症状者，在严密观察病情变化情况下，可先行非手术治疗。

3.术前准备

（1）麻醉：一般麻醉方法多采用气管插管全身麻醉，部分患者也可在局部麻醉下进行。可根据血肿部位采用相应的体位。

（2）术前认真采集病史，进行全身体格检查和神经系统检查，阅读辅助检查资料，明确诊断，讨论手术方案。

（3）向患者家属交代病情、手术必要性、危险性及可能发生的情况，以求理解。

（4）剃光全部头发，头皮清洗、消毒后用无菌巾包扎。

（5）备血及术前、麻醉前用药。

4.手术入路与操作（图2-3）

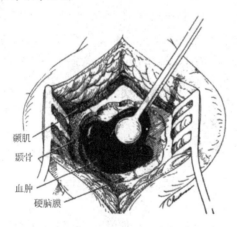

颞肌
颞骨
血肿
硬脑膜

图2-3　骨窗开颅，硬脑膜外血肿清除术

（1）皮瓣的大小依血肿大小而定，切口一般为马蹄形，基底部较宽。以保证有充足的血液供应。

（2）按常规行皮瓣、肌骨瓣或游离骨瓣开颅，部分患者可行骨窗开颅，开瓣大小要充分，以能全部或大部分暴露血肿范围为宜。

（3）翻开骨瓣后可见到血肿，血肿多为暗红色血细胞凝集块，附着在硬脑膜外,可用剥离子或脑压板轻轻将血肿自硬脑膜上游剥离下来,亦可用吸引器将其吸除。血肿清除后如遇到活动性出血,应仔细寻找出血来源,探明损伤血管后,应将其电凝或用丝线贯穿结扎,以彻底止血。位于骨管内段的脑膜中动脉破裂时,可采用骨蜡填塞骨管止血处理。如上矢状窦或横窦损伤,可覆盖吸收性明胶海绵压迫止血,出血停止后,可于静脉窦损伤处,用丝线缝合以对吸收性明胶海绵加以固定。对硬脑膜表面的小血管渗血,要一一予以电凝,以求彻底止血。

(4)血肿清除、彻底止血后,应沿骨瓣周围每隔 2～3 cm,用丝线将硬脑膜与骨膜悬吊缝合。如仍存有渗血,须在硬脑膜与颅骨内板之间放置吸收性明胶海绵止血。对骨瓣较大者,应根据骨瓣大小,于骨瓣上钻数个小孔。做硬脑膜的悬吊,尽量消灭无效腔。

(5)硬脑膜外放置引流管,回复骨瓣,缝合切口各层。

5.术中注意事项

(1)在清除血肿过程中,如残留薄层血块与硬脑膜紧密粘连,且无活动出血时,不必勉强剥离,以免诱发新的出血。

(2)血肿清除后,如果发现硬脑膜张力很高,脑波动较弱,硬脑膜下方呈蓝色,说明硬脑膜下可能留有血肿,应切开硬脑膜进行探查。如发现有血肿,则按硬脑膜下血肿继续处理。如未见硬脑膜下有血肿并排除邻近部位的脑内血肿时,提示可能在远隔部位存在血肿,应行 CT 复查或钻孔探查,以免遗漏血肿。

(3)如果血肿清除后,受压的脑部不见膨起回复,已无波动,多因脑疝未能复位所致。可将床头放低,行腰椎穿刺,向内注入生理盐水 20～30 mL,常能使脑疝复位,脑即逐渐膨起。若仍处于塌陷状态不见膨起,可经颞叶下面轻轻上抬钩回使之复位,或切开小脑幕游离缘,解除钩回的嵌顿。

(4)特殊紧急情况下,为争取抢救时间,可采取骨窗开颅清除血肿,但术后遗留有颅骨缺损,需后期修补。

6.术后处理

术后处理方面与一般开颅术后处理相同,但出现下列 3 种情况应予以特殊处理。

(1)脑疝时间较长,年老体弱,或并发脑损伤较重,脑疝虽已回复,但估计意识障碍不能在短时间内恢复者,宜早期行气管切开术,保持呼吸道通畅。

(2)对继发严重脑干损伤,术后生命体征不平稳者,可采用人工呼吸机辅助呼吸,必要时进行冬眠低温疗法。

(3)对重症患者,如条件许可,应收入重症监护病房,进行监护。

(四)并发症及其防治

除一般颅脑损伤与开颅术后常易发生的并发症外,尤应注意:①术后应严密观察病情变化,发现复发血肿及迟发性血肿,应及时处理;②应妥善控制继发性脑肿胀和脑水肿;③重症患者可并发上消化道出血,术后早期应加以预防;④长期昏迷患者易发生肺部感染、水电解质平衡紊乱、下丘脑功能紊乱、营养不良、褥疮等。在加强护理的同时,及时予以相应的处理;⑤出院后应于1～3个月内进行随访调查,以了解手术效果和可能存在的颅内并发症(图2-4)。

三、慢性硬脑膜外血肿

(一)概述

慢性硬脑膜外血肿较少见,指伤后2周以上出现的血肿。一般而言,伤后13天以上,血肿开始有钙化现象即可作为慢性硬脑膜外血肿的诊断依据。

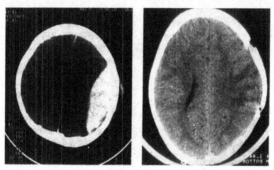

图 2-4 急性硬脑膜外血肿手术前、后
CT 扫描显示血肿已获清除,但术后局部仍有轻度水肿

慢性硬脑膜外血肿的转归与硬脑膜下血肿不同,通常在早期血细胞凝集成块状,后期在局部硬脑膜上形成一层肉芽组织,这些肉芽组织可在 CT 上显示。仅有少数慢性硬脑膜外血肿形成包膜及中心液化,但为时较久,一般约需5周。临床上可发现少数迟发性硬脑膜外血肿,即首次 CT 扫描时无明显影像异常,但在相隔几小时甚至十多天之后再次 CT 扫描时,才发现血肿。此外,迟发性硬脑膜外血肿占整个硬脑膜外血肿的5%～22%,男性青年较多,原因可能是患者头部外伤时存在硬脑膜的出血源,但因伤后脑组织水肿、其他与此形成的血肿及某些引起颅内压增高的因素,形成了填塞效应而对出血源有压迫作用。但由于后来采用过度换气、强力脱水、控制脑脊液漏、清除颅内血肿及手术减压等措施,或因全身性低血压的影响使颅内高压迅速降低,突然失去了填塞效应,故而造成硬

脑膜自颅骨剥离,遂引起迟发性硬脑膜外血肿。

(二)临床表现

1.症状与体征

以青年男性为多见,好发部位与急性或亚急性硬脑膜外血肿相似,多位于额区、顶区、枕区等处,位于颞区较少。临床出现慢性颅内高压症状,也可出现神经系统阳性体征,如意识障碍、偏瘫、瞳孔异常或眼部症状等。

2.影像学检查

(1)慢性硬脑膜外血肿的诊断有赖影像学检查。绝大多数患者有颅骨骨折,骨折线往往穿越硬脑膜血管压迹或静脉窦。

(2)CT 扫描:表现典型,见位于脑表面的梭形高密度影,边界光滑,边缘可见增强,偶见钙化。

(3)MRI 扫描:T_1 和 T_2 加权图像上均呈边界锐利的梭形高信号区。

(三)手术技术

1.适应证

对已有明显病情恶化的患者,应及时施行手术治疗。除少数血肿发生液化、包膜尚未钙化者可行钻孔冲洗引流之外,其余大多数患者须行骨瓣开颅清除血肿,达到暴露充分与不残留颅骨缺损的目的,同时,利于术中查寻出血点和施行止血操作。

2.禁忌证

对个别神志清楚、症状轻微、没有明显脑功能损害的患者,亦有人采用非手术治疗,在 CT 监护下任其自行吸收或机化。

术前准备、手术入路与操作、术中注意事项、术后处理与并发症及其防治与急性、亚急性硬脑膜外血肿处理基本相同。

四、急性与亚急性硬脑膜下血肿

(一)概述

硬脑膜下血肿可分为急性、亚急性和慢性 3 种。急性、亚急性硬脑膜下血肿在闭合性颅脑损伤中占 5%~6%,在颅内血肿中占 50%~60%,为颅内血肿中最常见者,也是颅脑损伤患者死亡的主要原因之一。

急性和亚急性硬脑膜下血肿与脑挫裂伤的关系密切,多为减速性损伤。大多数血肿的出血来源为脑皮质的静脉和动脉。血肿常发生在着力部位的脑凸面、对冲部位或着力部位的额、颞叶底区和极区,多与脑挫裂伤同时存在,其实为脑挫裂伤的一种并发症,称复合性硬脑膜下血肿。复合性硬脑膜下血肿受继发性脑水肿所引起的颅内压升高的限制,出血量多不大,多局限在挫裂伤部位,与挫伤的脑组织混杂在一起。当然,如脑挫裂伤和脑水肿不重,也可形成较大的血肿。另一种比较少见的称单纯性硬脑膜下血肿。由于桥静脉在经硬脑膜下隙的一段被撕裂或静脉窦本身被撕裂,血肿常分布于大脑凸面的较大范围,以位于额顶区者多见。如回流到矢状窦的桥静脉或矢状窦被撕裂,血肿除位于大脑凸面外,也可分布于两大脑半球间的纵裂内;如果回流到横窦或岩上窦的脑底区静脉撕裂,则血肿也可位于脑底区。单纯性硬脑膜下血肿伴有的原发性脑损伤多较轻,出血量一般较复合性者为多,如及时将血肿清除,多可获得良好的效果。

(二)临床表现

1.症状与体征

临床表现为在脑挫裂伤症状的基础上又加上脑受压的表现。

(1)意识障碍:复合性硬脑膜下血肿临床表现与脑挫裂伤相似,有持续性昏迷,或意识障碍的程度逐渐加重,有中间清醒期或中间好转期者较少,如果出现,时间也比较短暂。单纯性或亚急性硬脑膜下血肿由于出血速度较慢,多有中间清醒期。因此,在临床上,对伴有较重脑挫裂伤的患者,在观察过程中如发现意识障碍加重时,应考虑有血肿存在的可能。

(2)瞳孔改变:由于病情进展迅速,复合性血肿多很快出现一侧瞳孔散大,而且由于血肿增大,对侧瞳孔亦散大;单纯性或亚急性血肿的瞳孔变化多较慢。

(3)偏瘫:主要有 3 种原因。伤后立即出现的偏瘫为脑挫裂伤所致;由于小脑幕切迹疝所致的偏瘫,在伤后一定时间才出现,常同时出现一侧瞳孔散大和意识进行性障碍;颅内血肿压迫运动区,也在伤后逐渐出现,一般无其他脑疝症状,瘫痪多较轻。复合性血肿时,上述 3 种原因均可存在,而单纯性血肿则主要为后两种原因。

(4)颅内压增高和脑膜刺激症状:出现头痛、恶心、呕吐、躁动和生命体征的变化,颈强直和凯尔尼格征阳性等脑膜刺激症状也比较常见。

(5)其他:婴幼儿血肿时,可出现前囟隆起,并可见贫血,甚至发生休克。

2.影像学检查

(1)主要依靠 CT 扫描,既可了解脑挫裂伤情况,又可明确有无硬脑膜下血肿。

(2)颅骨 X 线平片检查发现有半数患者可出现骨折,但定位意义没有硬脑膜外血肿重要,只能用做分析损伤机制的参考。

(3)磁共振成像(MRI)不仅能直接显示损伤程度与范围,同时对处于 CT 等密度期的血肿有独到的效果,因红细胞溶解后高铁血红蛋白释出,T1、T2 加权像均显示高信号,故有其特殊优势。

(4)脑超声波检查或脑血管造影检查,对硬脑膜下血肿亦有定侧或定位的价值。

(三)手术技术

1.适应证

(1)伤后意识无明显的中间清醒期,表现有明显脑受压症状和(或)出现一侧肢体功能障碍者。

(2)伤后意识进行性加重,出现一侧瞳孔散大等早期脑疝症状者。

(3)头颅 CT 检查显示颅内有较大血肿和(或)伴有脑挫裂伤,中线明显移位者。

(4)经钻孔探查证实为硬脑膜下血肿者。

2.禁忌证

(1)意识处于深昏迷,双侧瞳孔散大,去皮质强直,自主呼吸停止 1 小时以上,经积极的脱水、降颅压治疗无好转,处于濒死状态者。

(2)患者一般状态良好,CT 检查见血肿量较小和(或)伴有局灶性脑挫裂伤,且无明显脑受压症状,中线移位不明显者,在严密观察病情变化情况下,可先行非手术治疗。

3.术前准备

(1)麻醉:一般麻醉方法多采用气管插管全身麻醉,部分患者也可在局部麻醉下进行。可根据血肿部位,采用相应的体位。

(2)术前认真采集病史,进行全身体格检查和神经系统检查,阅读辅助检查资料,明确诊断,讨论手术方案。

(3)向患者家属交代病情、手术必要性、危险性及可能发生的情况,以求理解。

(4)剃去全部头发,头皮清洗、消毒后用无菌巾包扎。

(5)备血及术前、麻醉前用药。

4.手术入路与操作

根据血肿是液体状(多为单纯性硬脑膜下血肿和亚急性硬脑膜下血肿)或固体凝血块(多为复合性硬脑膜下血肿),分别采用钻孔引流或骨瓣开颅两种不同的血肿清除方法。急性硬脑膜下血肿往往与脑挫裂伤和脑内血肿并存,且多位于对冲部位的额叶底区和颞极区,易发生于两侧,故多需采用开颅手术清除血肿。

(1)骨瓣开颅切口:按血肿部位不同,分别采取相应骨瓣开颅。因额叶底和额极的对冲伤最为多见,常采用额颞区骨瓣或双侧前额区冠状瓣开颅,具有手术野显露广泛和便于大范围减压的优点,但其缺点为不能充分显露额极区与颞极区及脑的底面,难以彻底清除上述部位坏死的脑组织及对出血源止血。对损伤严重者可采用扩大的翼点入路切口,即在发际内起自中线旁3 cm,向后延伸,在顶结节前转向额部,再向前下止于颧弓中点。皮瓣翻向前下,额颞骨瓣翻向颞侧,骨窗的下界平颧弓,后达乳突,前达颞窝及额骨隆突后部。这种切口可以充分显露额叶前中区与其底面、外侧裂、颞极和颞叶底区。有利于清除硬脑膜下血肿及止血,易于清除额极区和颞极底区的挫裂伤灶。如血肿为双侧,对侧亦可采用相同切口(图 2-5)。

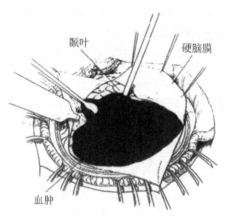

图 2-5　骨瓣开颅,硬脑膜下血肿清除术

(2)钻孔减压:对于脑受压明显,估计颅内压显著升高者,可先在设计的颞区切口线上做小的切开,颅骨钻孔后,切开硬脑膜,清除部分血肿,迅速减轻脑受压。如为两侧血肿,也用同法将对侧血肿放出后再继续扩大开颅完成手术全过程。这样可以避免加重脑移位,防止脑膨出和脑皮质裂伤,以及损伤脑的重要结构。

(3)清除血肿:翻开硬脑膜瓣后,先用生理盐水冲洗术野及冲洗骨瓣下较远部位脑表面的血液,吸除术野内的血块和已挫裂失活的脑组织。对脑皮质出血用积极电凝耐心细致地加以止血;然后分别从颅前窝底和颅中窝底将额叶和颞叶轻轻抬起,探查脑底面挫裂伤灶;用吸引器清除失活的脑组织,并彻底止血;最后用大量生理盐水冲洗术野内积血。

(4)减压:应视情况而定。如损伤以出血为主,脑挫裂伤不重,血肿清除后见脑组织已自行塌陷、变软、波动良好者,只需将颞区做适当切除,行颞肌下减压即可;如血肿量不太多,脑挫裂伤较重,血肿清除后仍有明显脑肿胀或出现急性脑膨出,并已证明无其他部位血肿时,在应用脱水药物的同时将额极区和颞极区做适应切除,并弃去骨瓣,行颅内外减压术,否则,术后严重的脑水肿和脑肿胀常常导致脑疝或脑干功能衰竭,造成患者死亡。

(5)关颅:用生理盐水冲洗伤口内积血,用过氧化氢(双氧水)和电凝彻底止血后,将硬脑膜边缘缝在颞肌上,伤灶处置一引流管,分层缝合切口。

5.术中注意事项

(1)在翻开骨瓣切开硬脑膜时,要特别注意观察,如果硬脑膜很紧张,脑压很高,最好用宽的脑压板经硬脑膜的小切口伸入硬脑膜下将脑皮质轻轻下压,然后迅速将硬脑膜切口全部剪开,以免在切开硬脑膜的过程中,严重肿胀的脑组织由较小的切口中膨出,造成脑皮质裂伤。

(2)在清除血肿过程中,要特别注意多血管的活动出血。必须耐心细致地探查,避免遗漏并逐一加以电凝止血。

(3)对已挫伤失活的脑组织,必须彻底清除,否则术后脑水肿和颅内压增高难以控制。

6.术后处理

与一般颅脑损伤及开颅术后处理相同,但出现下列 3 种情况应给予特殊处理。

(1)年老体弱,脑疝形成时间较长,原发脑损伤较重,虽经积极治疗脑疝已回复,但估计意识障碍不能在短时间内恢复者,宜早期行气管切开术,保持呼吸道通畅。

(2)对继发严重脑干损伤,术后生命体征不平稳,可采用人工呼吸机辅助呼吸,必要时进行冬眠低温疗法。

(3)对重症患者,如条件许可,应收入重症监护病房,进行生命体征及颅内压动态监护。

(四)并发症及其防治

除一般颅脑损伤与开颅术后常易发生的并发症外,尤应注意下列 4 种情况:①术后应严密观察病情变化,发现复发性血肿及迟发性血肿,应及时处理;②应妥善控制继发性脑肿胀和脑水肿;③重症患者易并发上消化道出血,术后早期应采取相应措施加以预防;④长期昏迷患者易发生肺部感染、下丘脑功能紊乱、营养不良、褥疮等,在加强护理措施的同时,应及时予以相应的处理。

五、慢性硬脑膜下血肿

(一)概述

慢性硬脑膜下血肿是指头部伤后 3 周以上出现症状者。血肿位于硬脑膜与蛛网膜之间,具有包膜。好发于小儿及老年人,占颅内血肿的 10%,占硬脑膜下血肿的 25%。起病隐匿,临床表现多不明显,容易误诊。从受伤到发病的时间,一般在 1~3 个月。

一般将慢性硬脑膜下血肿分为婴幼儿型及成人型。成人型绝大多数都有轻微头部外伤史,老年人额前或枕后着力时,脑组织在颅腔内的移动较大,易撕破脑桥静脉,其次静脉窦、蛛网膜粒等也可受损出血。非损伤性慢性硬脑膜下血肿十分少见,可能与动脉瘤、脑血管畸形或其他脑血管疾病有关。慢性硬脑膜下血肿扩大的原因,可能与患者脑萎缩、颅内压降低、静脉张力增高及凝血机制障碍等因素有关。

婴幼儿慢性硬脑膜下血肿以双侧居多,除由产伤和一般外伤引起外,营养不良、维生素 C 缺乏、颅内外炎症及有出血性征象的儿童,甚至严重脱水的婴幼儿,也可发生本病。出血来源多为大脑表面汇入上矢状窦的脑桥静脉破裂所致,非外伤性硬脑膜下血肿则可能由全身性疾病或颅内炎症所致的硬脑膜血管通透性改变引起。

(二)临床表现

1.症状与体征

存在很大差异,可将其归纳为 3 种类型:①发病以颅内压增高症状为主者较常见,表现为头痛、呕吐、复视和视盘水肿等,但缺乏定位症状,易误诊为颅内肿瘤;②发病以智力和精神症状为主者,表现为头昏、耳鸣、记忆力和理解力减退、反应迟钝或精神失常等,易误诊为神经官能症或精神病;③发病以神经局灶症状和体征为主者,如出现局限性癫痫、偏瘫、失语等,易与颅内肿瘤混淆。婴幼儿慢性硬脑膜下血肿常表现有前囟突出、头颅增大类似脑积水的征象,常伴有贫血等症状。

2.影像学检查

(1)头颅 CT 扫描不仅能从血肿的形态上估计其形成时间,而且能从密度上推测血肿的期龄。一般从新月形血肿演变到双凸形血肿,需3～8周,血肿的期龄平均在3.7周时呈高密度,6.3周时呈低密度,至8.2周时则为等密度。但对某些无占位效应或双侧慢性硬脑膜下血肿的患者,必要时尚需采用增强后延迟扫描的方法,提高分辨率。

(2)MRI扫描更具优势,对CT呈等密度时的血肿或积液均有良好的图像鉴别作用。

(三)手术技术

1.适应证

慢性硬脑膜下血肿患者的病史相对较长,血肿体积多逐渐增大,大部分经钻孔冲洗引流的简单手术方法即可治愈,故确诊后有症状者应手术治疗。

2.禁忌证

(1)血肿量过少,且无颅压增高和脑压迫症状者可暂不行手术。

(2)血肿已形成厚壁甚至钙化,且患者一般情况不佳,难以耐受血肿切除术者,可视为手术禁忌证。

3.术前准备

(1)麻醉:大部分患者可在局部麻醉下进行。可根据血肿部位采用相应的体位。

(2)术前认真采集病史,进行全身体格检查和神经系统检查,阅读辅助检查资料,明确诊断,讨论手术方案。

(3)向患者家属交代病情、手术必要性、危险性及可能发生的情况,以求理解。

(4)剃去全部头发,头皮清洗、消毒后用无菌巾包扎。

(5)备血及术前、麻醉前用药。

4.手术入路与操作

(1)钻孔冲洗引流术:①钻孔冲洗引流法。即在血肿最厚的位置将头皮切一个3～5 mm小口,用骨钻经颅骨钻孔,骨缘周围涂抹骨蜡止血,可见硬脑膜发蓝,电凝硬脑膜外小血管,尖刀"十"字划开硬脑膜,可见暗红色陈旧性血液涌出,待大部分血液流出后,放入带侧孔的引流管,用生理盐水反复冲洗,直至流出的液体清亮、无色透明为止,保留引流管,将切口缝合,引流管接闭式引流装置,行闭式引流。这种方法简单易行,但遇血肿较大时,冲洗有时不易彻底。②双孔冲洗引流法。于血肿的后上方与前下方各钻1孔。切开硬脑膜后,用2支导管分别置于血肿腔中,用生理盐水反复冲洗,直至流出的液体清亮、无色透明为止。

然后将前方导管拔出缝合切口,保留后方导管,接闭式引流装置,做闭式引流。

(2)骨瓣开颅血肿切除术:根据血肿的部位,沿血肿边缘做一大型骨瓣开颅,皮瓣呈马蹄形。瓣状切开硬脑膜,向中线翻转;如血肿外侧囊壁与硬脑膜粘连致密不易分离时,可将其一同切开和翻转。从血肿上方内侧开始,逐渐将包膜从脑表面分离后切除。如粘连致密不易分离时,可留小片包膜,亦可只将外侧包膜切除。严密止血后,按常规缝合关颅。腔内置引流管引流。

5.术中注意事项

(1)采用钻孔冲洗引流术式时,因骨孔较小,插入的导管不宜过硬,而且手法要轻柔,不可强行插入引流管,避免将导管穿过内侧包膜插入脑内造成脑组织损伤。可将骨孔适当扩大以便插入引流管冲洗引流。

(2)冲洗时避免将空气注入血肿腔,应使冲洗与排液均在密闭条件下进行,以防止空气逸入,形成张力性气颅。如用两管开放冲洗时,应用生理盐水填充残腔,将空气排出后再行缝合引流。

(3)采用单孔冲洗引流法冲洗较大血肿时,应将引流管更换不同方向冲洗,尽量避免遗留残血。

(4)采用开颅清除血肿术时,提倡在手术显微镜下施行,可以使止血更为彻底,脑组织损伤轻微。

6.术后处理

(1)除一般常规处理外,可将床脚垫高,早期补充大量液体(每天 3 500～4 000 mL),避免低颅压,利于脑复位。

(2)记录每 24 小时血肿腔的引流量及引流液的颜色,如引流量逐渐减少且颜色变淡,表示脑已膨胀,血肿腔在缩小,3～5 天后即可将引流管拔除。如颜色为鲜红,多表示血肿腔内又有出血,应及时处理。

(四)并发症及其防治

1.脑损伤

脑损伤因放置引流管时操作技术不当而引起,应仔细操作。

2.张力性气颅

张力性气颅发生原因及防止办法如前述。

3.硬脑膜下血肿

硬脑膜下血肿多为血肿包膜止血不彻底所致,或血肿抽吸后颅内压急剧下降引起桥静脉的撕裂,应及时再次手术处理。

4.硬脑膜外血肿

硬脑膜外血肿多为钻孔时硬脑膜与颅骨间的血管被剥离撕裂引起出血,出血后又使剥离不断扩大,应及时开颅将血肿清除。

六、脑内血肿

(一)概述

外伤性脑内血肿指外伤后发生在脑实质内的血肿。它常与枕部着力的额、颞区对冲性脑挫裂伤并存,也可由着力部位凹陷骨折所致。在闭合性脑损伤中其发生率为 0.5%～1%。外伤性脑内血肿多数属于急性,少数为亚急性。一般分为浅部与深部两型,前者又称复合性脑内血肿,后者又称单纯性脑内血肿,临床上以浅部血肿较多见。浅部血肿多由于挫裂伤的脑皮质血管破裂出血所引起,因此在血肿表面常可有不同程度的脑挫裂伤,时常与急性硬脑膜下血肿同时存在。一般而言,血肿多位于额叶和颞叶前区靠近脑底的部位;深部血肿多位于脑白质内,为脑深部血管破裂出血所致,可向脑室破溃造成脑室内出血,脑表面无明显损伤或仅有轻度挫伤,触诊可有波动感。

(二)临床表现

1.症状与体征

脑内血肿与伴有脑挫裂伤的复合性硬脑膜下血肿的症状极为相似,常出现以下症状与体征。

(1)颅内压增高和脑膜刺激症状:头痛、恶心、呕吐、生命体征的变化等均比较明显。部分亚急性或慢性脑内血肿,病程较为缓慢,主要表现为颅内压增高,眼底检查可见视盘水肿。

(2)意识改变:伤后意识障碍时间较长,观察中意识障碍程度多逐渐加重,有中间清醒期或中间好转期者较少。因脑内血肿常伴有脑挫裂伤或其他类型血肿,伤情变化多较急剧,可很快出现小脑幕切迹疝。

(3)多数血肿位于额叶、颞叶前区且靠近其底面,常缺乏定位体征,位于运动区附近的深部血肿,可出现偏瘫、失语和局限性癫痫等。

2.影像学检查

(1)头颅CT扫描:90%以上急性期脑内血肿可显示高密度团块,周围有低密度水肿带;2～4周时血肿变为等密度,易漏诊;至4周以上时则呈低密度。应注意发生迟发性脑内血肿,必要时应复查头颅CT扫描。

(2)紧急情况下可根据致伤机制分析或采用脑超声波确定受伤部位,尽早在颞区或可疑的部位钻孔探查,并行额叶及颞叶穿刺,以免遗漏脑内血肿。

(三)手术技术

1.适应证

(1)CT诊断明确,颅内压增高或局灶症状明显者。

(2)伤后持续昏迷,出现一侧瞳孔散大或双侧瞳孔散大,经积极的脱水和降颅压治疗一侧瞳孔回缩者。

(3)硬脑膜下或硬脑膜外血肿清除后颅内压仍高,脑向外膨出或脑皮质有局限性挫伤,触诊有波动者。

(4)血肿位于重要功能区深部,经穿刺吸引后,血肿无减少,颅内压增高不见改善者。

2.禁忌证

(1)单纯性脑内血肿,血肿量较小,且无颅内压增高或仅轻度增高者。

(2)经穿刺吸引后,血肿已缩小不再扩大,颅内压增高已改善者。

(3)意识处于深昏迷,双侧瞳孔散大,去皮质强直,自主呼吸停止,经积极的脱水、降颅压治疗无好转,自主呼吸无恢复,处于濒死状态者。

3.术前准备

(1)多采用气管插管全身麻醉,钻孔引流手术可采用局部麻醉,根据血肿部位不同,采用适当体位。

(2)术前认真采集病史,进行全身体格检查和神经系统检查,阅读辅助检查资料,明确诊断,讨论手术方案。

(3)向患者家属交代病情、手术必要性、危险性及可能发生的情况,以求理解。

(4)剃去全部头发,头皮清洗、消毒后用无菌巾包扎。

(5)备血及术前、麻醉前用药。

4.手术入路与操作

(1)开颅脑内血肿清除术:选择血肿距表面最近且避开重要功能区处骨瓣开颅,翻开骨瓣时,如遇硬脑膜外或硬脑膜下有血肿时应先行清除。剪开硬脑膜后,检查脑表面有无挫伤,在挫伤重的位置常常可发现浅部的脑内血肿。如看不到血肿,可选择挫伤处为穿刺点,先行电凝脑表面小血管,然后用脑室针逐渐向脑内穿刺确定血肿位置。如脑表面无挫伤,则按 CT 确定的血肿方向在非功能区的脑回上选择穿刺点进行穿刺。确定深部脑内血肿的位置后,电凝脑表面小血管,切开 2～3 cm 的脑皮质,然后用脑压板和吸引器按穿刺的方向逐渐向脑深部分离,直达血肿腔内。探及血肿后,直视下用吸引器将血肿吸除,如有活动性出血予以电凝止血。对软化、坏死的脑组织也要一并清除。彻底止血后,血肿腔内置引流管,关闭切口。如脑组织塌陷,脑波动恢复良好,脑压明显降低,可缝合硬脑膜,还纳骨瓣,逐层缝合头皮关颅;如脑组织仍较膨隆,脑张力较高,可不缝合硬脑膜,去骨瓣减压,逐层缝合头皮关颅。

(2)脑内血肿钻孔穿刺术:适用于血肿已液化,不伴有严重脑挫裂伤及脑膜下血肿的患者。对虽未液化或囊性变,但并无颅内高压或脑受压表现的深部血肿,特别是脑基底核或脑干内的血肿,一般不考虑手术,以免增加神经功能损伤。手术方法:根据脑内血肿的定位,选择非功能区又接近血肿的部位切开头皮2～3 cm,颅骨钻孔,孔缘涂抹骨蜡止血。电凝硬脑膜处的血管,硬脑膜"十"字形切开,电凝脑回表面的血管,选择适当的脑针,按确定的部位,缓缓刺入,达到预定的深度时,用空针抽吸观察。证实到达血肿后,如果颅内压高,可任由血肿积液流出,然后用空针轻轻抽吸,负压不可过大。排除部分血肿积液后,即可抽出脑穿刺针,按脑穿刺针的深度,改用软导管插入血肿腔,用生理盐水反复冲洗,直至冲洗液变清亮为止。留置导管经穿刺孔引出颅外,接闭式引流装置,术后持续闭式引流,持续引流期间,在严格无菌操作下,可经引流管注入尿激酶溶解固态血块,加强引流效果。

5.术中注意事项

(1)清除脑深部血肿时,脑皮质切口应选择非功能区和距脑表面最近的部位,不宜过大,以免加重脑损伤。

(2)提倡在手术显微镜下进行手术,以期止血彻底,脑损伤轻微。

(3)在处理接近脑组织的血肿时,应减轻吸引力,以防出现新的出血和加重脑的损伤。对与脑组织粘连较紧的血块不必勉强清除,以防引发新的出血。

(4)钻孔穿刺冲洗时,应避免将空气带入血肿腔。

6.术后处理

(1)对原发脑损伤较重,估计意识障碍不能在短时间内恢复者,应早期行气管切开术,保持呼吸道通畅。

(2)对继发严重脑干损伤,术后生命体征不平稳者,可采用人工呼吸机辅助呼吸,在密切观察病情的前提下,可行冬眠低温疗法。

(3)对重症患者,如条件许可,应收入重症监护病房,进行生命体征及颅内压动态监护。

(四)并发症及其防治

(1)术后应严密观察病情变化,发现复发性及迟发性血肿,应及时处理。

(2)应妥善控制继发性脑肿胀和脑水肿。

(3)重症患者易并发上消化道出血,术后应早期采取相应措施加以预防。

(4)长期昏迷患者易发生肺部感染、水电解质平衡紊乱、下丘脑功能紊乱、营养不良、褥疮等,在加强护理措施的同时,应及时予以相应的处理。

七、颅后窝血肿

(一)概述

颅后窝血肿包括小脑幕以下的硬脑膜外血肿、硬脑膜下血肿、脑内血肿及多发性血肿等4种血肿。按其出现症状的时间可分为急性、亚急性和慢性3种。颅后窝血肿较为少见,占颅内血肿的2.6%～6.3%,易引起小脑扁桃体疝及中枢性呼吸、循环衰竭,病情极为险恶,病死率达15.6%～24.3%。颅后窝血肿常由枕区着力的损伤所引起。颅后窝血肿中,以硬脑膜外血肿多见,出血多来自横窦,也可来自窦汇、脑膜血管、枕窦或乙状窦等。临床上以亚急性表现者多见。硬脑膜下血肿较少见,常伴有小脑、脑干损伤,血肿主要来源于小脑表面的血管或注入横窦的静脉破裂,亦可来源于横窦和窦汇的损伤。小脑内的血肿罕见,因小脑半球挫裂伤引起。血肿范围以单侧者多见,双侧者较少。颅后窝血肿中约有1/3合并其他部位的颅内血肿,以对冲部位的额叶底区和颞极区硬脑膜下血肿为多见。颅后窝硬脑膜外血肿亦可伴发横窦上方的枕区硬脑膜外血肿(即骑跨性血肿)。

(二)临床表现

1.症状与体征

(1)枕部头皮伤:大多数颅后窝血肿在枕区着力部位有头皮损伤,在乳突区或枕下区可见皮下淤血。

(2)颅内压增高和脑膜刺激症状:可出现剧烈头痛,频繁呕吐,躁动不安,亚急性或慢性血肿者可出现视盘水肿。

(3)意识改变:约半数有明显中间清醒期,继发性昏迷多发生在受伤24小时以后,若合并严重脑挫裂伤或脑干损伤时,则出现持续性昏迷。

(4)小脑、脑干体征:意识清醒的患者,半数以上可查出小脑体征,如肌张力低下、腱反射减弱、共济失调和眼球震颤等。部分患者可出现交叉性瘫痪或双侧锥体束征,或出现脑干受压的生命体征改变。如果发生呼吸障碍和去皮质强直,提示血肿对脑干压迫严重,必须迅速治疗,以免脑干发生不可逆的损害。

(5)眼部症状:可出现两侧瞳孔大小不等、眼球分离或同向偏斜。如伴有小脑幕切迹上疝,则产生眼球垂直运动障碍和瞳孔对光反射消失。

(6)其他:有时出现展神经和面神经瘫痪及吞咽困难等。强迫头位或颈部强直,提示有可能发生了枕骨大孔疝。

2.影像学检查

(1)X线额枕前后位平片检查:多数可见枕骨骨折。

(2)头颅 CT 扫描:可见颅后窝高密度血肿影像。

(三)手术技术

1.适应证

颅后窝的容积较小,对占位性病变的代偿能力很差,加之血肿邻近脑干,故一旦诊断确定,除出血量<10 mL,患者状态良好者外,都应尽早进行手术将血肿清除。

2.禁忌证

对于血肿量<10 mL,患者意识清楚,无颅内压增高表现者,可在严密观察下行非手术疗法。

3.术前准备

(1)采用气管内插管全身麻醉。患者取侧卧位或侧俯卧位。

(2)术前认真采集病史,进行全身体格检查和神经系统检查,阅读辅助检查资料,明确诊断,讨论手术方案。

(3)向患者家属交代病情、手术必要性、危险性及可能发生的情况,以求理解。

(4)剃去全部头发,头皮清洗、消毒后用无菌巾包扎。

(5)备血及术前、麻醉前用药。

4.手术入路与操作

如为单侧硬脑膜外或脑内血肿,可于同侧枕下中线旁行垂直切口。如血肿位于中线或双侧,或为硬脑膜下血肿时,行正中垂直切口,切口应超过枕外隆凸,或枕下弧形切口。遇骑跨性血肿时,可用向幕上延伸的中线旁切口,或将正中垂直切口在幕上做向病侧延伸的倒钩形切口。切开皮肤及皮下组织后,将枕下肌肉向两侧剥离,边电凝边剥离,用颅后窝牵开器牵开切口,探查有无骨折线存在。如有骨折线,应先在枕鳞区靠近骨折线处钻孔,并用咬骨钳逐渐扩大使之形成骨窗;亦可先在血肿周围做多处钻孔,而后用咬骨钳将各骨孔间咬断,骨瓣大小可按血肿的范围而定。见到硬脑膜外血肿后,清除血肿的方法与幕上硬脑膜外血肿相同。清除血肿后需彻底止血。对硬脑膜上的出血,电凝止血即可。清除硬脑膜外血肿后,如见硬脑膜下呈蓝色且张力仍高时,则应将硬脑膜呈放射状切开进行探查,如发现硬脑膜下血肿或小脑内血肿,则予以清除。硬脑膜是否需要缝合,应根据血肿清除术后小脑的肿胀程度而定。为了防止术后脑肿胀对脑干的压迫,多采用不缝合的枕下减压术。仔细止血后,分层缝合切口。

5.术中注意事项

(1)要注意横窦损伤后形成的硬脑膜外骑跨性血肿,不可仅将幕下血肿清除而将幕上血肿遗漏。

(2)在未准确判断是否为非主侧横窦损伤之前,不可轻易用横窦结扎法止血。

6.术后处理

除一般常规处理外,最好放置脑室引流管引流。

(四)并发症及其防治

除一般颅脑损伤与开颅术后常易发生的并发症外,尤其应注意对呼吸道的管理。

八、多发性血肿

(一)概述

颅脑损伤后颅内同时形成一个以上不同部位及类型的血肿者称多发性血肿。该类血肿占颅内血肿总数的14.4%～21.4%。

多发性颅内血肿一般以减速伤较加速伤为多见,在减速伤中,枕区与侧面着力较额区着力者多见。

根据部位和血肿类型的不同将血肿分为:①同一部位不同类型的多发性血肿。其中以硬脑膜外和硬脑膜下血肿、硬脑膜下和脑内血肿较多见;硬脑膜外和脑内血肿较少。②不同部位同一类型的多发性血肿,较多见。多数为一侧额极区和颞极区或双侧半球凸面硬脑膜下血肿,多发性硬脑膜外血肿则很少见。③不同部位不同类型的多发性血肿,较少见。着力部位的硬脑膜外血肿和对冲部位的硬脑膜下血肿及脑内血肿常见。

(二)临床表现

1.症状与体征

症状比单发性颅内血肿更严重。

(1)伤后持续昏迷或意识障碍进行加重者较多见,很少有中间清醒期。

(2)伤情变化快,脑疝出现早,通常一侧瞳孔散大后不久对侧瞳孔也散大。

(3)颅内压增高、生命体征变化和脑膜刺激症状等都较明显。

2.影像学检查

(1)当怀疑有多发性血肿可能时,应及早施行辅助检查,如 CT、MRI 或脑血管造影检查。

(2)颅骨 X 线平片可以提示有无跨越静脉窦或血管压迹的骨折线。

(3)脑超声波探测若发现中线无移位或稍有偏移而与临床体征不符时,即应考虑存在多发性血肿。

(三)手术技术

根据损伤机制,估计多发性血肿可能发生的部位和发生机会,合理设计手术入路、方法和先后顺序。酌情做骨窗或骨瓣开颅。依次清除血肿后,脑肿胀仍较重时,应进行一侧或两侧充分减压。

1.适应证

病情危急,头颅 CT 检查显示颅内有多发性血肿者。

2.禁忌证

双侧瞳孔散大,自主呼吸停止 1 小时以上,经积极的脱水、降颅压治疗无好转,处于濒死状态者。

3.术前准备

(1)采用气管内插管全身麻醉。视不同情况决定体位。

(2)术前认真采集病史,进行全身体格检查和神经系统检查,阅读辅助检查资料,明确诊断,讨论手术方案。

(3)向患者家属交代病情、手术必要性、危险性及可能发生的情况,以求理解。

(4)剃去全部头发,头皮清洗、消毒后用无菌巾包扎。

(5)备血及术前、麻醉前用药。

4.手术入路与操作

根据血肿大小、部位,尤其是对颅内压增高或脑干受压的影响,确定对一个或几个血肿进行手术。

5.术中注意事项

清除一个血肿后,其余血肿可能因为颅内压下降而增大,需提高警惕。术后处理、并发症及其防治与脑内血肿、急性硬脑膜下血肿基本相同。

九、脑室内出血

(一)概述

脑室内出血在重度颅脑损伤患者中,发生率为 1.5%~5.7%,在头颅 CT 检查的颅脑损伤患者中,占 7.1%。外伤性脑室内出血大多数伴有脑挫裂伤,出血来源多为脑室附近的脑内血肿,穿破脑室壁进入脑室,或室管膜下静脉撕裂出血。

(二)临床表现

1.症状与体征

(1)大多数患者在伤后有意识障碍,昏迷程度重、持续时间长。

(2)瞳孔呈多样变化,如出现两侧缩小,一侧散大或两侧散大,对光反射迟钝或消失。

(3)神经局灶体征比较少见,部分患者可有轻度偏瘫,有的患者呈去皮质强直状态。

(4)出现明显脑膜刺激征,呕吐频繁,颈强直和凯尔尼格征阳性比较常见。

(5)常有中枢性高热。

2.影像学检查

头颅 CT 扫描:可见高密度影充填脑室系统,一侧或双侧,有时可见脑室铸形。

(三)手术技术

1.适应证

(1)患者意识障碍进行性加重,脑室内积血较多或脑室铸形者。

(2)伴有严重脑挫裂伤,脑深部血肿破入脑室,或因开放性贯通伤继发脑室内积血者。

2.禁忌证

(1)脑内血肿量较小,患者意识情况较好,无颅内压增高或仅轻度增高者。

(2)合并有严重的脑组织损伤,意识深昏迷,以侧瞳孔散大,自主呼吸停止,濒临死亡者。

3.术前准备

(1)根据术式不同,采用局部麻醉或气管内插管全身麻醉及相应的体位。

(2)术前认真采集病史,进行全身体格检查和神经系统检查,阅读辅助检查资料,明确诊断,讨论手术方案。

(3)向患者家属交代病情、手术必要性、危险性及可能发生的情况。以求理解。

(4)剃光全部头发,头皮清洗、消毒后用无菌巾包扎。

(5)备血及术前、麻醉前用药。

4.手术入路与操作

(1)脑室内血肿引流术:颅骨钻孔脑室引流的方法与传统的脑室穿刺引流相同。首先根据脑室内血肿的部位,按侧脑室穿刺的标准入路,施行穿刺,穿刺成功后,放入脑室引流管,然后再轻转向内送入1～2 cm,并检查确定导管确在脑室内。用生理盐水3～5 mL反复冲洗。待冲洗液转清时,留置引流管,经穿刺孔导出颅外,如常缝合钻孔切口。

(2)骨瓣开颅脑室内血肿清除术:骨瓣开颅,切开硬脑膜。于清除脑内血肿之后,可见血肿腔与脑室相通,此时有血性脑脊液流出。用脑压板深入到脑室破口处。剥开脑室壁,正直视下吸出脑室内血细胞凝集块。可利用吸引器上的侧孔,调节负压强度,将血细胞凝集块吸住,轻轻拖出脑室。然后将引流管插入脑室,反复冲洗并留置引流管,术后持续引流。仔细止血,分层缝合切口。

5.术中注意事项

(1)穿刺脑室置引流管成功后,应注意小心冲洗交换,切不可用力推注和抽吸,以免引起新的出血。

(2)骨瓣开颅进入脑室显露血细胞凝集块后,应仔细操作,如血细胞凝集块与脑室壁粘连紧密,切忌粗暴强行完全剥离,避免损伤脑室壁引发新的出血。

6.术后处理

(1)对原发脑损伤较重,估计意识障碍不能在短时间内恢复者,应早期行气管切开术,保持呼吸道通畅。

(2)对继发严重脑干损伤,术后生命体征不平稳者,可采用人工呼吸机辅助呼吸,在密切观察病情的前提下,可行冬眠低温疗法。

(3)对重症患者,如条件许可,应收入重症监护病房,进行生命体征及颅内压动态监护。

（四）并发症及其防治

（1）术后应严密观察病情变化，发现复发性及迟发性血肿，应及时处理。并做影像复查（图 2-6）。

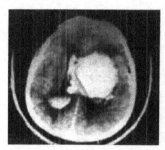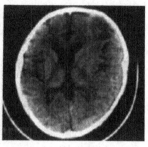

图 2-6 脑内巨大血肿手术前、后 CT 复查影像

（2）应妥善控制继发性脑肿胀和脑水肿。

（3）重症患者易并发上消化道出血，术后应早期采取相应措施加以预防。

（4）长期昏迷患者易发生肺部感染、水电解质平衡紊乱、下丘脑功能紊乱、营养不良、褥疮等，在加强护理措施的同时，应及时予以相应的处理。

第三节 脑 出 血

脑出血是指原发性非外伤性脑实质和脑室内出血，占全部脑血管病的 20％～30％。按受损破裂的血管，可分为动脉、静脉及毛细血管出血，但以深部穿通支小动脉出血最多见。常见者为高血压伴发的脑小动脉病变在血压骤升时破裂所致，称为高血压性脑出血。

一、临床表现

（一）脑出血共有的临床表现

（1）高血压性脑出血多见于 50～70 岁的高血压患者，男性略多见，冬季、春季发病较多。多有高血压病史。

（2）多在动态下发病，如情绪激动、过度兴奋、排便用力过猛时等。

（3）发病多急骤，一般无明显的前驱症状表现。常在数分钟或数小时内致使患者病情发展到高峰。

（4）发病时常突然感到头痛剧烈，并伴频繁呕吐，重症者呕吐物呈咖啡色。继而表现意识模糊不清，很快出现昏迷。

（5）呼吸不规则或呈潮式呼吸，伴有鼾声，面色潮红，脉搏缓慢有力，血压升高，大汗淋漓，大小便失禁，偶见抽搐发作。

（6）若患者昏迷加深、脉搏快、体温升高、血压下降，则表示病情危重，生命危险。

（二）基底节区出血

基底节区出血约占全部脑出血的70%，壳核出血最常见。由于出血常累及内囊，并以内囊损害体征为突出表现，又称内囊区出血；壳核出血又称为内囊外侧型，丘脑出血又称内囊内侧型。本病除具有以上脑出血的一般表现外，患者的头和眼转向病灶侧凝视和偏瘫、偏身感觉障碍及偏盲。病损如在主侧半球可有运动性失语。个别患者可有癫痫发作。三偏的体征多见于发病早期或轻度出血患者，如病情严重，意识呈深昏迷状，则无法测得偏盲，仔细检查可能发现偏瘫及偏身感觉障碍。因此，临床诊断一定要结合其他症状与体征。

（三）脑桥出血

脑桥出血约占脑出血的10%，多由基底动脉脑桥支破裂所致。出血灶多位于脑桥基底与被盖部之间。大量出血（血肿>5 mL）累及双侧被盖和基底部，常破入第四脑室。

（1）若开始于一侧脑桥出血，则表现为交叉性瘫痪，即病变侧面瘫和对侧偏瘫。头和双眼同向凝视病变对侧。

（2）脑桥出血常迅速波及双侧，四肢弛缓性瘫痪（休克期）和双侧面瘫。个别患者有去脑强直的表现。

（3）因双侧脑桥出血，头和双眼回到正中位置，双侧瞳孔极度缩小，呈针尖状，是脑桥出血的特征之一。此为脑桥内交感神经纤维受损所致。

（4）脑桥出血因阻断丘脑下部的正常体温调节功能，而使体温明显升高，呈持续高热状态，是脑桥出血的又一特征。

（5）双侧脑桥出血由于破坏或阻断上行网状结构激活系统，常在数分钟内进入深昏迷。

（6）由于脑干呼吸中枢受到影响，表现为呼吸不规则或呼吸困难。

（7）脑桥出血后，如出现两侧瞳孔散大、对光反射消失、脉搏及血压失调、体温不断上升或突然下降、呼吸不规则等为病情危重的表现。

(四)小脑出血

小脑出血的临床表现较复杂,临床症状和体征多种多样,因此,常依据其出血部位、出血量、出血速度,以及对邻近脑组织的影响来判断。小脑出血的临床特点如下。

(1)患者多有高血压、动脉硬化史,部分患者有脑血管病史。

(2)起病凶猛,首发症状多为眩晕、头痛、呕吐、步态不稳等小脑共济失调的表现,可有垂直性或水平性眼球震颤。

(3)早期患者四肢常无明显的瘫痪,或有的患者仅感到肢体软弱无力,可有一侧或双侧肢体肌张力低下。

(4)双侧瞳孔缩小或不等大,双侧眼球不同轴,角膜反射早期消失,展神经和面神经麻痹。

(5)脑脊液可为血性,脑膜刺激征较明显。

(6)多数患者发病初期并无明显的意识障碍,随着病情的加重而出现不同程度的意识障碍,甚至迅速昏迷、瞳孔散大、呼吸功能障碍、高热、强直性或痉挛性抽搐。

根据小脑出血的临床表现将其分为 3 型。①暴发型(闪电型或突然死亡型):约占 20%,患者暴发起病,呈闪电样经过,常为小脑蚓部出血破入第四脑室,并以手抓头或颈部,表示头痛严重剧烈,意识随即丧失而昏迷,亦常出现双侧脑干受压的表现,如出现四肢瘫痪、肌张力低下、双侧周围性面瘫、发绀、脉细、呼吸节律失调、瞳孔散大、对光反射消失。由于昏迷深,不易发现其他体征。可于数分钟至 1~2 小时内死亡,病程最长不超过 24 小时。②恶化型(渐进型或逐渐恶化型,或昏迷型):此型约占 60%,是发病最多的一型。常以严重头痛、不易控制的呕吐、眩晕等症状开始,一般不能站立行走,逐渐出现脑干受压三联征:瞳孔明显缩小,时而又呈不等大,对光反射存在;双眼偏向病灶对侧凝视;周期性异常呼吸。更有临床意义的三联征:肢体共济失调;双眼向病灶侧凝视麻痹;周围性面瘫。迅速发生不同程度的意识障碍,直至昏迷。此时患者瞳孔散大、去脑强直,常在 48 小时或数天内死亡。③良性型(缓慢进展型):此型约占 20%,多数为小脑半球中心部少量出血,病情进展缓慢,早期小脑体征表现突出,如头痛、眩晕、呕吐、共济失调、眼震、角膜反射早期消失。如出血停止,血液可逐渐被吸收,使之完全恢复,或遗留一定程度的后遗症;如继续出血,病情逐渐发展转化为恶化型。

自从 CT 和 MRI 检查技术问世以来,该病的病死率明显下降,如能及时就诊并做影像学检查,经手术治疗常能挽救生命。

(五)脑室出血

一般为脑实质内的出血灶破入脑室,引起继发性脑室出血。由于脑室内脉络丛血管破裂引起原发性脑室出血非常罕见。较常见的是由内囊、基底节出血破入侧脑室或第三脑室。脑干或小脑出血则可破入第四脑室。出血可局限于一侧脑室,但以双侧侧脑室及第三、第四脑室,即整个脑室系统都充满血液者多见。脑室出血的临床表现通常是在原发出血的基础上,突然昏迷加深,阵发性四肢强直,脑膜刺激征阳性,高热、呕吐、呼吸不规则,或呈潮式呼吸,脉弱且速,眼球固定,四肢瘫痪,肌张力增高或减低,腱反射亢进或引不出,浅反射消失,双侧病理反射阳性,脑脊液为血性。如仅为一侧脑室出血,临床症状缓慢或较轻。

二、辅助检查

(一)腰椎穿刺

如依据临床表现脑出血诊断明确,或疑有小脑出血者,均不宜做腰椎穿刺检查脑脊液,以防因穿刺引发脑疝。如出血性疾病与缺血性疾病鉴别难以明确时,应慎重进行腰椎穿刺(此时如有条件最好做 CT 检查)。多数患者脑压升高 2 kPa(200 mmH$_2$O)以上,并含有数量不等的红细胞和蛋白质。

(二)颅脑 CT 检查

CT 检查可以直接显示脑内血肿的部位、大小、数量、占位征象,以及破入脑室与否。从而为制订治疗方案、疗效的观察和预后的判断等提供直观的证据。脑出血的不同时期 CT 表现如下。

1.急性期(血肿形成期)

发病后 1 周以内。血液溢出血管外形成血肿,其内含有大量的血红蛋白,血红蛋白对 X 线吸收系数高于脑组织,故 CT 呈现高密度阴影,CT 值达 60～80 HU。

2.血肿吸收期

此期从发病第 2 周到 2 个月。自第 2 周血肿周围的血红蛋白逐渐破坏,纤维蛋白溶解,使其周围低密度带逐渐加宽,血肿高密度影像呈向心性缩小,边缘模糊,一般于第 4 周变为等密度或低密度区。在此期若给予增强检查,约有 90% 的血肿周围可显示环状强化。此环可直接反映原血肿的大小和形状。

3.囊腔形成期

发病 2 个月后血肿一般完全吸收,周围水肿消失,不再有占位表现,呈低密度囊腔,其边缘清楚。

关于脑出血病因诊断问题：临床上最多见的病因是动脉硬化、高血压所致，但是应想到除高血压以外的其他一些不太常引起脑出血的病因。尤其对 50 岁以下发病的青壮年患者，更应仔细考虑有无其他病因的可能。如脑实质内小动、静脉畸形或先天性动脉瘤破裂；结节性动脉周围炎，病毒、细菌、立克次体等感染引起动脉炎，导致血管壁坏死、破裂；维生素 C 和 B 族维生素缺乏、砷中毒、血液病；颅内肿瘤侵犯脑血管或肿瘤内新生血管破裂等。

三、诊断与鉴别诊断

（一）诊断要点

典型的脑出血诊断并不困难。一般发病在 50 岁以上，有高血压、动脉硬化史，在活动状态时急骤发病，病情迅速进展，早期有头痛、呕吐、意识障碍等颅内压增高症状，短时间内即出现严重的神经系统症状，如偏瘫、失语及脑膜刺激征等，应考虑为脑出血。

如果腰椎穿刺脑脊液呈血性或经颅脑 CT 检查即可确诊。当少量脑出血时，特别是出血位置未累及运动与感觉传导束时，症状轻微，常需要进行颅脑 CT 检查方能明确诊断。

（二）鉴别诊断

对于迅速发展为偏瘫的患者，首先要考虑为脑血管疾病。以昏迷、发热为主要症状者，应注意与脑部炎症相鉴别；若无发热而有昏迷等神经症状，应与某些内科系统疾病相鉴别。

1.脑出血与其他脑血管疾病的鉴别

（1）脑血栓形成：本病多在血压降低状态如休息过程中发病。症状出现较迅速但有进展性，常在数小时至 2 天达到高峰。意识多保持清晰。如过去有过短暂性脑缺血发作，本次发作又在同一血管供应区，应考虑本病。若临床血管定位诊断可局限在一个血管供应范围之内（如大脑中动脉或小脑后下动脉等）或既往有过心肌梗死、高脂血症者也有助于血栓形成的诊断。本病患者脑脊液检查，肉眼观察大多数皆为无色透明，少数患者检出有红细胞$(10\sim100)\times10^6$/L，可能是出血性梗死的结果。脑血管造影可显示血管主干或分支闭塞，脑 CT 显示受累脑区出现界限清楚的楔形或不规则状的低密度区。

（2）脑栓塞：多见于有风湿性瓣膜病的年轻患者，也可见于有严重全身性动脉粥样硬化的老年人。发病急骤，多无前驱症状即出现偏瘫等神经症状。意识障碍较轻。眼底有时可见栓子，脑脊液正常，脑 CT 表现和脑血栓形成引起的脑梗死相同。

(3)蛛网膜下腔出血:多见于青壮年因先天性动脉瘤破裂致病。老年人则先有严重的动脉硬化,受损的动脉多为脑实质外面的中等粗细动脉形成动脉瘤,一旦此瘤破裂可导致本病。起病急骤,常在情绪激动或用力时诱发,表现为头部剧痛、喷射性呕吐及颈项强直。意识障碍一般较轻。多数无局限性体征而以脑膜刺激征为主。由于流出的血液直接进入蛛网膜下腔,故可引起血性脑脊液。CT显示蛛网膜下腔,尤其外侧沟及环池中出现高密度影可以确诊。

(4)急性硬脑膜外血肿:本病有头部外伤史,多在伤后24~48小时内出现进行性偏瘫,常有典型的昏迷-清醒-再昏迷的中间清醒期。仔细观察,患者在第2次昏迷前,往往有头痛、呕吐及烦躁不安等症状。随偏瘫发展,可有颅内压迅速升高现象,甚至出现脑疝。脑CT多在颞部显示周边锐利的梭形致密血肿阴影。脑血管造影在正位片上可见颅骨内板与大脑皮质间形成一无血管区,并呈月牙状,可确诊。

2.当脑出血患者合并高热时,应注意和下列脑部炎症相鉴别

(1)急性病毒性脑炎:本病患者先有高热、头痛,以后陷入昏迷。常有抽搐发作。查体可有颈项强直及双侧病理征阳性,腰椎穿刺检查脑脊液,多数有白细胞尤其单核白细胞计数升高。如患者有疱疹性皮肤损害,更应考虑本病的可能。

(2)结核性脑膜炎:少数患者因结核性脑血管内膜炎引起小动脉栓塞或因脑底部蛛网膜炎而导致偏瘫,临床颇似脑出血。但患者多先有发热、头痛,脑脊液白细胞计数增多,氯化物及糖含量降低可助鉴别。

3.当脑出血患者已处于昏迷状态,尤其老年人应与下列疾病相鉴别

(1)糖尿病性昏迷:患者有糖尿病病史,常在饮食不加控制或停止胰岛素注射时发病。临床出现酸中毒表现,如恶心、呕吐、呼吸深而速,呼吸有酮体味,血糖升高>33.6 mmol/L,尿糖及酮体呈强阳性,因无典型的偏瘫及血性脑脊液可与脑出血鉴别。

(2)低血糖性昏迷:常因应用胰岛素过量或严重饥饿引起。除昏迷外,尚有面色苍白、脉速弱、瞳孔散大、血压下降、出汗不止及局部或全身抽搐发作,可伴有潮式呼吸。血糖在2.8~3.4 mmol/L,又无显著的偏瘫及血性脑脊液,可以排除脑出血。

(3)尿毒症:患者有肾脏病史,昏迷多呈渐进性,皮肤黏膜干燥呈慢性病容及失水状态,可有酸中毒表现。眼底动脉痉挛,可在黄斑区见有棉絮状弥散样白色渗出物。血压多升高,呼吸有尿素味,血尿素氮及肌酐明显升高,无显著偏瘫可

以鉴别。

（4）肝性昏迷：有严重的肝病史或因药物中毒引起，可伴黄疸、腹水及肝大，可出现病理反射，但偏瘫症状不明显，可有抽搐，多为全身性。根据血黄疸指数增高、肝功异常及血氨增高、脑脊液无色透明不难鉴别。

（5）一氧化碳中毒性昏迷：老年患者常出现轻度偏瘫，但有明确的一氧化碳接触史，体温升高，皮肤及黏膜呈樱桃红色，检测血中碳氧血红蛋白明显升高可助鉴别。

四、治疗与预后

在急性期，特别是已昏迷的危重患者应采取积极的抢救措施，其中主要是控制脑水肿，调整血压，防止内脏综合征及考虑是否采取手术消除血肿。采取积极合理的治疗，以挽救患者的生命，减少神经功能损伤程度和降低复发率。

（一）稳妥运送

发病后应绝对休息，保持安静，避免频繁搬运。在送往医院途中，可轻搬动，头部适当抬高15°，有利于缓解脑水肿及保持呼吸道通畅，并利于口腔和呼吸道分泌物的流出。患者可仰卧在担架上，也可视情况使患者头稍偏向一侧，使呕吐物及分泌物易于流出，途中避免颠簸，并注意观察患者的一般状态，包括呼吸、脉搏、血压及瞳孔等变化，视病情采取应急处理。

（二）控制脑水肿，常为抢救能否成功的主要环节

由于血肿在颅内占一定的空间，其周围脑组织又因受压及缺氧而迅速发生水肿，致颅内压急剧升高，甚至引起脑疝，因此，在治疗上控制脑水肿成为关键。常用的脱水药为甘露醇、呋塞米及皮质激素等。临床上为加强脱水效果，减少药物的不良反应，一般均采取上述药物联合应用。常用药物为甘露醇＋激素、甘露醇＋呋塞米或甘露醇＋呋塞米＋激素等方式，但用量及用药间隔时间均应视病情轻重及全身情况，尤其是心脏功能及有无高血糖等而定。20％甘露醇为高渗脱水药，体内不易代谢且不能进入细胞，其降颅内压作用迅速，一般用量成人为1 g/kg体重，每6小时静脉快速滴注1次。呋塞米有渗透性利尿作用，可减少循环血容量，对心功能不全者可改善后负荷，用量1次20～40 mg，每天静脉注射1次或2次。皮质激素多采用地塞米松，用量15～20 mg静脉滴注，每天1次。有糖尿病史或高血糖反应和严重胃出血者不宜使用激素。激素除能协助脱水外，还可改善血管通透性，防止受压组织在缺氧下自由基的连锁反应，以免使细胞膜受到过氧化损害。在发病最初几天脱水过程中，因颅内压力可急速波动上

升,密切观察瞳孔变化及昏迷深度非常重要,如有脑疝前期表现,如一侧瞳孔散大或角膜反射突然消失,或因脑干受压症状明显加剧,可及时静脉滴注 1 次甘露醇,一般滴后 20 分钟左右即可见效。一般水肿于 3～7 天内达高峰,多持续 2 周至 1 个月之久方能完全消散,故脱水药的应用要根据病情逐渐减量,再减少用药次数,最后终止。由于高渗葡萄糖溶液静脉注射的降颅内压时间短,反跳现象重,注入高渗糖对缺血的脑组织有害,故目前已不再使用。

(三)调整血压

脑出血后,常发生血压骤升或降低的表现,这是由于直接或间接损害丘脑下部等处所致。此外,低氧血症也可引起脑血管自动调节障碍,导致脑血流减少,使症状加重。临床上观察血压,常采用平均动脉压,即收缩压加舒张压之和的半数(或舒张压加 1/3 脉压)来计算。正常人平均动脉压的上限是 20.0～26.9 kPa(150～200 mmHg),下限为 8.00 kPa(60 mmHg),只要在这个范围内波动,脑血管的自动调节功能正常,脑血流量基本稳定。如果平均动脉压降到 6.67 kPa(50 mmHg),脑血流就降至正常时的 60%,出现脑缺血缺氧的症状。对高血压患者来讲,如果平均动脉压降到平常的 30%,就会引起脑血流的减少;如血压太高,上限虽可上移,但同样破坏自动调节,引起血管收缩,出现缺血现象。发病后血压过高或过低,均提示预后不良,故调整血压尤为重要。一般可将发病后的血压控制在发病前血压数值略高一些的水平。如原有高血压,发病后血压又上升至更高水平,所降低的数值也可按上升数值的 30%左右控制。常用的降压药物如利血平每次 0.5～1 mg 肌内注射或 25%硫酸镁每次 10～20 mg 肌内注射。注意不应使血压降得太快和过低。血压过低者可适量用间羟胺或多巴胺静脉滴注,使之缓慢回升。

(四)肾上腺皮质激素的应用

脑出血患者应用激素治疗,其可改善脑水肿作用外,还可增加脑脊液的吸收,减少脑脊液的生成,对细胞内溶酶体有稳定作用,能抑制抗利尿激素的分泌,促进利尿作用,具有抗脂质过氧化反应,而减少自由基的生成,此外,尚有改善细胞内外离子通透性的作用,故激素已普遍用于临床治疗脑出血。但也有认为激素不利于破裂血管的修复,可诱发感染,加重消化道出血及引起血糖升高,而这些因素均可促使病情加重或延误恢复时间。故激素应用与否,应视患者具体情况而定。如无显著消化道出血、高血糖及血压过高,可在急性期及早应用。常用的激素有地塞米松静脉滴注 10～20 mg,1 次/天;或氢化可的松静脉滴注 100～

200 mg,1次/天。一般应用2周左右,视病情好转程度而逐渐减量和终止。

(五)关于止血药的应用

由于脑出血是血管破裂所致,凝血机制并无障碍,且多种止血药可以诱发心肌梗死,甚至导致弥散性血管内凝血。另外,实验室研究发现高血压性脑出血患者凝血、抗凝及纤溶系统的变化与脑梗死患者无差异,均呈高凝状态;再者,高血压性脑出血血管破裂出血一般在4~6小时内停止,几乎没有超过24小时者;还有研究发现应用止血药者,血肿吸收比不用者慢,故目前多数学者不同意用止血药。

(六)急性脑出血致内脏综合征的处理

主要包括脑心综合征、急性消化道出血、中枢性呼吸形式异常、中枢性肺水肿及中枢性呃逆等。这些综合征的出现,常常直接影响预后,严重者导致患者死亡。综合征的发生,主要是由于脑干或丘脑下部发生原发性或继发性损害。脑出血后急性脑水肿而使颅压迅速增高,压力经小脑幕中央游离所形成的"孔道"而向颅后窝传导,此时,脑干背部被迫向尾椎推移,但脑干腹侧,由于基底动脉上端的两侧大脑后动脉和Willis动脉环相互联结而难以移动,致使脑干向后呈弯曲状态。如果同时还有小脑幕裂孔疝存在,则将脑干上部的丘脑下部向对侧推移,继而中脑水管也被挤压变窄,引起脑脊液循环受阻,加重了脑积水,使颅内压进一步增高,这样颅压升高形成恶性循环,脑干也随之扭曲不断加重而受到严重损害。可导致脑干内继发性出血或梗死,引起一系列严重的内脏综合征。

1.脑心综合征

发病后1周内做心电图检查,常发现S-T段延长或下移,T波低平倒置,以及Q-T间期延长等缺血性变化。此外,也可出现室性期前收缩,窦性心动过缓、过速或心律不齐,以及房室传导阻滞等改变。这种异常可以持续数周之久,有人称作"脑源性"心电图变化。其性质是功能性的还是器质性的,尚有不同的认识,临床上最好按器质性病变处理,应根据心电图变化,给予氧气吸入,服用异山梨酯(消心痛)、门冬酸钾镁,甚至毛花苷C(西地兰)及利多卡因等治疗,同时密切随访观察心电图的变化,以便及时处理。

2.急性消化道出血

经胃镜检查,半数以上出血来自胃部,其次为食管,少数为十二指肠或小肠。胃部病变呈急性溃疡、多发性糜烂及黏膜下点状出血。损害多见于胃窦部、胃底腺区或幽门腺区。临床上出血多见于发病后1周之内,重者可在发病后数小时内就发生大量呕血,呈咖啡样液体。为了了解胃内情况,对昏迷患者应在发病后

24～48 小时置胃管,每天定时观察胃液酸碱度及有无潜血。若胃液酸碱度在 5 以下,给予氢氧化铝凝胶 15～20 mL,使酸碱度保持在 6～7,此外,给予西咪替丁(甲氰咪胍)鼻饲或静脉滴注,以减少胃酸分泌。如已发生胃出血,应局部止血,可给予卡巴克洛(安络血)每次 20～30 mL 与氯化钠溶液 50～80 mL,每天 3 次,此外,云南白药也可应用。大量出血者应及时输血或补液,以防发生贫血及休克。

3.中枢性呼吸异常

中枢性呼吸异常多见于昏迷患者。呼吸快、浅、弱及呼吸节律不规则,潮式呼吸,中枢性过度换气和呼吸暂停。应及时给予氧气吸入,人工呼吸器进行辅助呼吸。可适量给予呼吸兴奋药如洛贝林或二甲弗林(回苏灵)等,一般从小剂量开始静脉滴注。为观察有无酸碱平衡及电解质紊乱,应及时送检血气分析,若有异常,应立即纠正。

4.中枢性肺水肿

中枢性肺水肿多见于严重患者的急性期,在发病后 36 小时即可出现,少数发生较晚。肺水肿常随脑部变化加重或减轻,又常为病情轻重的重要标志。应及时吸出呼吸道中的分泌物,甚至行气管切开,以便给氧和保持呼吸通畅。部分患者可酌情给予强心药物。此类患者呼吸道易继发感染,故可给予抗生素,并注意呼吸道的雾化和湿化。

5.中枢性呃逆

呃逆可见于病程的急性期或慢性期,轻者偶尔发生几次,并可自行缓解;重者可呈顽固持续性发作。后者干扰患者的呼吸节律,消耗体力,以致影响预后。一般可采用针灸处理,药物可肌内注射哌甲酯(利他林),每次 10～20 mg,也可口服奋乃静、氯硝西泮,每次 1～2 mg,也有一定的作用,但可使睡眠加深或影响对昏迷患者的观察。膈神经刺激常对顽固性呃逆有缓解作用。部分患者可用中药治疗,如柿蒂、丁香及代硝石等。

近年来又发现脑出血患者可引起肾脏损害,多表现为血尿素氮升高等症状,甚至可引起肾衰竭。脑出血患者出现两种以上内脏功能衰竭称为多器官功能衰竭,常为导致死亡的重要原因。

(七)维持营养

注意酸碱平衡及水电解质平衡及防治高渗性昏迷。初期脱水治疗时就应考虑这些问题,特别对昏迷患者,发病后 24～48 小时即可置鼻饲以便补充营养及液体。在脱水过程中,每天入水量一般控制在 1 000～2 000 mL,其中包括从静脉给予的液体。因需要脱水,故每天应是负平衡,一般水分以负 500～800 mL 为宜,初期每天热量至少为 6 276 kJ(1 500 kcal),以后逐渐增至每天 8 368 kJ (2 000 kcal)以上,且脂肪、蛋白质及糖等应配比合理,必要时应及时补充复合氨基酸、人血清蛋白及冻干血浆等。对于高热者应适当提高入水量。由于初期加强脱水治疗,或同时有呼吸功能障碍,故多数严重患者可出现酸碱平衡紊乱及水电解质失衡,常见者为酸中毒、低钾血症及高钠血症等,均应及时纠正。应用大量脱水药和皮质激素,特别是对有糖尿病者应防止诱发高渗性昏迷,表现为意识障碍程度加重、血压下降、有不同程度的脱水,可出现癫痫发作。高渗性昏迷的确诊还要检查是否有血浆渗透压增高。此外,高血糖、血尿素氮及血清钠升高、尿比重增加也提示有高渗性昏迷的可能。另外,低渗液昏迷时不宜输入过多、过快;有高血糖者应尽早应用胰岛素,避免静脉注射高渗葡萄糖溶液。此外,应经常观察血浆渗透压及水电解质的变化。

(八)手术治疗

当确诊为脑出血后,应根据血肿的大小、部位及患者的全身情况,尽早考虑是否需要外科手术治疗。如需要手术治疗,应考虑采用何种手术方法为宜,常用的手术方法有开颅血肿清除术、立体定向血肿清除术及脑室血液引流术等。关于手术的适应证、手术时机及选用的手术方式目前尚无统一意见,但有下述情况,多考虑清除血肿:①发病之初病情尚轻,但逐步恶化,并有显著的颅压升高症状,可出现脑疝,如壳核出血、血肿向内囊后肢及丘脑进展者。②血肿较大,估计应用内科治疗难以奏效者,如小脑半球出血,血肿直径＞3 cm;或小脑中线血肿,估计压迫脑干者。③患者全身状况能耐受脑部手术操作者。

关于脑出血血肿清除治疗的适应证如下。

1.非手术治疗的适应证

(1)清醒伴小血肿(血肿直径＜3 cm 或出血的量＜20 mL),常无手术治疗的必要。

(2)少量出血的患者或较少有神经缺损。

(3)格拉斯哥昏迷量表评分≤4 分的患者,由于手术后无一例外的死亡或手术结果非常差,手术不能改变临床结局。但是,格拉斯哥昏迷量表评分≤4 分的小脑出血的患者伴有脑干受压,在特定的情况下,手术仍有挽救患者生命的可能。

2.手术治疗的适应证

(1)手术的最佳适应证是清醒的患者,伴有中至大的血肿。

(2)小脑出血量＞3 mL,神经功能恶化、脑干受压和梗阻性脑积水的患者,尽可能快地清除血肿或行脑室引流,可以挽救生命,预后良好。昏迷的患者也应行上述操作。

(3)脑出血合并动脉瘤、动静脉畸形或海绵状血管瘤,如果患者有机会获得良好的预后并且手术能达到血管部位,应当行手术治疗。

(4)年轻人中等到大量的脑叶出血,临床恶化者应积极行手术治疗。

立体定向血肿清除术与以往开颅血肿清除术比较更有优越性。采用CT引导立体定向技术将血肿排空器置入血肿腔内,采用各种方法将血肿粉碎并吸出体外。该方法定位准确,可减少脑组织损伤,对急性期患者也适用。立体定向血肿抽吸术治疗壳核血肿效果较好。但一般位于大脑深部的血肿,包括基底节及丘脑部位的血肿,手术虽可挽救生命,但后遗瘫痪较重。脑干及丘脑出血也可手术治疗,但危险性较大。脑叶及尾状核区域出血,手术治疗效果较佳。

血肿清除后临床效果不理想的原因很多,但目前注意到脑出血后引起的脑缺血体积可以超过血肿体积的几倍,可能是重要原因之一,缺血机制包括直接机械压迫、血液中血管收缩物质的参与及出血后血液呈高凝状态等。因此,血肿清除后应同时应用神经保护药、钙通道阻滞剂等,以提高临床疗效。

(九)康复治疗

脑出血后生存的患者,多数遗留瘫痪及失语等症状,重者不能起床或站立。如何最大限度地恢复其运动及语言等功能,物理及康复治疗起着重要作用。一般主张应尽早进行治疗,如瘫肢按摩、被动运动、针灸及语言训练等。有一定程度运动功能者,应鼓励其主动锻炼和训练,直到患者功能恢复到最好的状态。失语患者训练语言功能应有计划,由简单词汇开始逐渐进行训练。感觉缺失障碍很难康复,但仍随全身的康复而逐渐好转。

病程依出血的多少、部位、脑水肿的程度及有无并发内脏综合征而各不相同。发病后生存时间可自数小时至几个月,除非大的动脉瘤破裂引起的脑出血,一般不会发生猝死。丘脑及脑干部位出血,出血量虽少,但容易波及丘脑下部以及生命中枢,故生存时间短。脑内出血量、脑室内出血量和发病后格拉斯哥昏迷量表是预测脑出血的病死率的重要因素。CT显示出血量≥60 cm³,格拉斯哥昏迷量表评分≤8,30天死亡的可能性为91%;而CT显示出血量≤30 cm³,格拉斯哥昏迷量表评分≥9的患者,死亡的可能性为19%。平均动脉压对皮质下、小脑、脑桥出血的预后无相关性;但影响壳核、丘脑出血的预后,平均动脉压越高,预后越差,血肿破入脑室有利于丘脑出血的恢复,但不利于脑叶出血的恢复。

·第·三·章·

循环系统急危重症

第一节　高血压急症

高血压急症是指短时间内（数小时或数天）血压明显升高，舒张压＞16 kPa（120 mmHg）和（或）收缩压＞24 kPa（180 mmHg），伴有重要器官组织，如心脏、脑、肾、眼底、大动脉的严重功能障碍或不可逆性损害。高血压急症可以发生在高血压患者，表现为高血压危象或高血压脑病；也可发生在其他许多疾病过程中，主要在心、脑血管病急性阶段，如脑出血、蛛网膜下腔出血、脑梗死、急性左心衰竭伴肺水肿、不稳定型心绞痛、急性主动脉夹层和急、慢性肾衰竭等情况时。

单纯的血压升高并不构成高血压急症，血压的高低也不代表患者的危重程度；是否出现靶器官损害及哪个靶器官受累不仅是高血压急症诊断的关键，也直接决定治疗方案的选择。及时正确处理高血压急症，可在短时间内使病情缓解，预防进行性或不可逆性靶器官损害，降低死亡率。根据降压治疗的紧迫程度，高血压急症可分为紧急和次急两类。前者需要采用静脉途径给药，可在几分钟到1小时内迅速降低血压；后者需要在几小时到24小时内降低血压，可使用快速起效的口服降压药。

一、发病机制

长期高血压及伴随的危险因素引起小动脉中层平滑肌细胞增殖和纤维化，中动脉、大动脉粥样硬化，管壁增厚和管腔狭窄，导致重要靶器官，如心、脑、肾缺血。在此基础上或在其他许多疾病过程中，因紧张、疲劳、情绪激动、突然停服降压药、嗜铬细胞瘤阵发性高血压发作等诱因，小动脉发生强烈痉挛，血压急剧上升，使重要靶器官缺血加重而产生严重功能障碍或不可逆性损害；或由于过高的血压突破了脑血流自动调节范围,脑组织血流灌注过多引起脑水肿、脑功能障碍。

妊娠时子宫胎盘血流灌注减少,使前列腺素在子宫合成减少,从而促使肾素分泌增加,通过血管紧张素系统使血压升高。

二、临床表现

(一)高血压脑病

高血压脑病常见于急性肾小球肾炎,亦可见于其他原因高血压,但在醛固酮增多症和嗜铬细胞瘤者少见。常表现为剧烈头痛、烦躁、恶心、呕吐、抽搐、昏迷、暂时局部神经体征。舒张压常≥18.7 kPa(130 mmHg),眼底几乎均能见到视网膜动脉强烈痉挛,脑脊液压力可高达 3.9 kPa(400 mmH$_2$O),蛋白增加。经有效的降压治疗,症状可迅速缓解,否则将导致不可逆脑损害。

(二)急进型或恶性高血压

急进型或恶性高血压多见于中青年,血压显著升高,舒张压持续≥18.7 kPa(130 mmHg),并有头痛、视力减退、眼底出血、渗出和视盘水肿;肾损害突出,持续蛋白尿、血尿与管型尿;若不积极降压治疗,预后很差,常死于肾衰竭、脑卒中、心力衰竭。病理上以肾小球纤维样坏死为特征。

(三)急性脑血管病

急性脑血管病包括脑出血、脑血栓形成和蛛网膜下腔出血。

(四)慢性肾疾病合并严重高血压

原发性高血压可以导致肾小球硬化,肾功能损害,在各种原发性或继发性肾实质疾病中,包括各种肾小球肾炎、糖尿病肾病、红斑狼疮肾炎、梗阻性肾病等,出现肾性高血压者可达 80%～90%,是继发性高血压的主要原因。随着肾功能损害加重,高血压的出现率、严重程度和难治程度也加重。

(五)急性左心衰竭

高血压是急性心力衰竭最常见的原因之一。

(六)急性冠脉综合征

血压升高引起内膜受损而诱发血栓形成急性冠脉综合征。

(七)急性主动脉夹层

主动脉内的血液经内膜撕裂口流入囊样变性的中层,形成血肿,随血流压力的驱动,逐渐在主动脉中层内扩展。临床特点为急性起病,突发剧烈胸背部疼痛、休克和血肿压迫相应的主动脉分支血管时出现的脏器缺血症状。多见于中老年患者,约 3/4 的患者有高血压病史。CT 和 MRI 检查能明确诊断,必要时行主动脉造影。一旦诊断明确,立即进行解除疼痛、降低血压、减慢心率的治疗。

(八)子痫

先兆子痫是指以下三项中有两项者:血压>21.3/14.7 kPa(160/110 mmHg);尿蛋白≥3 g/24 h;伴水肿、头痛、头晕、视物不清、恶心、呕吐等自觉症状。子痫指妊娠高血压综合征的孕产妇发生抽搐。辅助检查:血液浓缩,血黏度升高,重者肌酐升高、凝血机制异常,眼底可见视网膜痉挛、水肿、出血。

(九)嗜铬细胞瘤

嗜铬细胞瘤可产生和释放大量去甲肾上腺素和肾上腺素,常见的肿瘤部位在肾上腺髓质,也可在其他具有嗜铬组织的部位,如主动脉分叉、胸腹部交感神经节等。临床表现为血压急剧升高,伴心动过速、头痛、苍白、大汗、麻木、手足发冷。发作持续数分钟至数小时。通过发作时尿儿茶酚胺代谢产物香草基杏仁酸和血儿茶酚胺的测定可以确诊。

高血压次急症也称为高血压紧迫状态,指血压急剧升高而尚无靶器官损害。可在数小时内将血压降低,不一定需要静脉用药。主要包括急进型或恶性高血压无心、肾和眼底损害,先兆子痫,围手术期高血压等。

三、诊断与评估

(一)诊断依据

(1)原发性高血压病史。

(2)血压突然急剧升高。

(3)伴有心功能不全、高血压脑病、肾功能不全、视盘水肿、渗出、出血等靶器官严重损害。

(二)评估

发生高血压急症的患者基础条件不同,临床表现形式各异,要决定合适的治疗方案,有必要早期对患者进行评估,做出危险分级,针对患者的具体情况制订个体化的血压控制目标和用药方案。

在病情诊断及评估中,简洁但完整的病史收集有助于了解高血压的持续时间和严重性、并发症情况及药物使用情况;需要明确患者是否有心血管、肾、神经系统疾病病史,检查是否有靶器官损害的相关征象;进行必要的辅助检查,如血电解质、尿常规、心电图、检眼镜等。根据早期评估选择适当的急诊检查,如X线胸部平片、脑CT等。一旦发现患者有靶器官急性受损的迹象,就应该进行紧急治疗。

四、治疗原则

(一)迅速降低血压

选择适宜有效的降压药物静脉滴注,在监测下将血压迅速降至安全水平,以预防进行性或不可逆性靶器官损害,避免使血压下降过快或过低,导致局部或全身灌注不足。

(二)降压目标

高血压急症降压治疗的第一个目标是在30～60分钟将血压降到一个安全水平。由于患者基础血压水平各异,合并的靶器官损害不一,这一安全水平必须根据患者的具体情况决定。指南建议:①1小时内使平均动脉血压迅速下降但不超过25%。一般掌握在近期血压升高值的2/3左右。但注意对于临床的一些特殊情况,如主动脉夹层和急性脑血管病患者等,血压控制另有要求。②在达到第一个目标后,应放慢降压速度,加用口服降压药,逐步减慢静脉给药的速度,逐渐将血压降低到第二个目标。在以后的2～6小时将血压降至21.3/(13.3～14.7)kPa[160/(100～110)mmHg],根据患者的具体病情适当调整。③如果这样的血压水平可耐受和临床情况稳定,在以后24～48小时逐步降低血压达到正常水平,即高血压急症血压控制的第三步。

五、常见高血压急症的急诊处理

(一)高血压脑病

高血压脑病临床处理的关键:一方面要考虑将血压降低到目标范围内,另一方面要保证脑血流灌注,尽量减少颅内压的波动。脑动脉阻力在一定范围内直接随血压变化而变化。慢性高血压时,该设定点也相应升高,迅速、过度降低血压可能降低脑血流量,造成不利影响。因而降压治疗以静脉给药为主,1小时内将收缩压降低20%～25%,血压下降幅度不可超过50%,舒张压一般不低于14.7 kPa(110 mmHg)。在治疗时要同时兼顾减轻脑水肿、降颅压,避免使用降低脑血流量的药物。迅速降压过去首选硝普钠,起始量为20 μg/min,视血压和病情可逐渐增至200～300 μg/min。但硝普钠可能引起颅内压增高,并影响脑血流灌注,以及可能产生蓄积中毒，在用药时需对患者进行密切监护。现多用尼卡地平、拉贝洛尔等药物治疗。其中尼卡地平不仅能够安全平稳地控制血压，同时还能较好地保证脑部、心脏、肾等重要脏器的血供。尼卡地平急诊应用于高血压急症时，以静脉泵入为主，剂量为每分钟 $0.5\sim6\ \mu g/kg$，起始量每分钟 $0.5\ \mu g/kg$，达到目标血压后，根据血压调节点滴速度。拉贝洛尔 50 mg 缓慢静脉注射，以后每隔 15 分钟重复注射，总剂量不超过 300 mg，或给初始量后以 $0.5\sim2$ mg/min 的速度静脉滴注。对合并有冠心病、心功能不全者可选用硝酸甘油。颅压明显升高者应加用甘露醇、利尿剂。一般禁用单纯受体阻滞剂、可乐定和甲基多巴等。二氮嗪可反射性地使心率增快，并可增加每搏输出量和升高血糖，故有冠心病、心绞痛、糖尿病者慎用。

（二）急性脑血管病

高血压患者在出现急性脑血管病时，脑部血流的调节机制进一步紊乱，特别是急性缺血性脑血管病患者，几乎完全依靠平均动脉血压的增高来维持脑组织的血液灌注。因而在严重高血压合并急性脑血管病的治疗中，需首先把握的一个原则就是"无害原则"，避免血流灌注不足。急性脑血管病期间迅速降低血压的风险和好处并不清楚，因此一般不主张对急性脑血管病患者采用积极的降压治疗，在病情尚未稳定或改善的情况下，宜将血压控制在中等水平［约 21.3/13.3 kPa（160/100 mmHg）］，血压下降不要超过 20%。治疗时避免使用减少脑血流灌注的药物，可选用尼卡地平、拉贝洛尔、卡托普利等。联合使用血管紧张素转化酶抑制剂和噻嗪类利尿剂有利于减少脑血管病发生率。

1.脑梗死

许多脑梗死患者在发病早期，其血压均有不同程度的升高，且其升高的程度与脑梗死病灶大小及是否患有高血压有关。脑梗死早期的高血压处理取决于血压升高的程度及患者的整体情况和基础血压。如收缩压在 $24\sim29.3$ kPa（180～220 mmHg）或舒张压在 $14.7\sim16$ kPa（110～120 mmHg），一般不急于降压治疗，但应严密观察血压变化；如血压＞29.3/16 kPa（220/120 mmHg），或伴有心肌缺血、心力衰竭、肾功能不全及主动脉夹层等，或考虑溶栓治疗的患者，则应给予降压治疗。根据患者的具体情况选择合适的药物及合适剂量。如尼卡地平 5 mg/h 作为起始量静脉滴注，每 5 分钟增加 2.5 mg/h 至满意效果，最大每小时 15 mg。拉贝洛尔 50 mg 缓慢静脉注射，以后每隔 15 分钟重复注射，总剂量不超过 300 mg，或给初始量后以每分钟 $0.5\sim2$ mg 的速度静脉滴注。效果不满意者可谨慎使用硝普钠。β受体阻滞剂可使脑血流量降低，急性期不宜用。

2.脑出血

脑出血时血压升高是颅内压增高情况下保持正常脑血流的脑血管自动调节机制,脑出血患者合并严重高血压的治疗方案目前仍有争论,降压可能影响脑血流量,导致低灌注或脑梗死,但持续高血压可使脑水肿恶化。一般认为,在保持呼吸道通畅,纠正缺氧,降低颅内压后,如血压≥26.7/14.7 kPa(200/110 mmHg)时,才考虑在严密血压监测下使用经静脉降压药物进行治疗,使血压维持在略高于发病前水平或 24/14 kPa(180/105 mmHg)左右;收缩压在 22.7～26.7 kPa(170～200 mmHg)或舒张压在13.3～14.7 kPa(100～110 mmHg),暂不必使用降压药。先脱水降颅压,并严密观察血压情况,必要时再用降压药物治疗。可选择血管紧张素转化酶抑制剂、利尿剂、拉贝洛尔等。钙通道阻滞剂能扩张脑血管、增加脑血流,但可能增高颅内压,应慎重使用。α受体阻滞剂往往出现明显的降压作用及明显的直立性低血压,应避免使用。在调整血压的同时,防止继续出血、保护脑组织、防治并发症,必要时采取手术治疗。

(三)急性冠脉综合征

急性冠脉综合征包括不稳定型心绞痛和心肌梗死,其治疗目标在于降低血压、减少心肌耗氧量,但不可影响到冠脉灌注压,从而减少冠脉血流量。血压控制的目标是使其收缩压下降10%～15%。治疗时首选硝酸酯类药物,如硝酸甘油,开始时以 5～10 μg/min 速率静脉滴注,逐渐增加剂量,每 5～10 分钟增加5～10 μg/min。早期联合使用其他降血压药物治疗,如β受体阻滞剂、血管紧张素转化酶抑制剂、α_1 受体阻滞剂,必要时还可配合使用利尿剂和钙通道阻滞剂。另外配合使用镇痛、镇静药等。特别是尼卡地平能增加冠状动脉血流、保护缺血心肌,静脉滴注能发挥降压和保护心脏的双重效果。拉贝洛尔能同时阻断 α_1 受体和β受体,在降压的同时能减少心肌耗氧量,也可选用。心肌梗死后的患者可选用血管紧张素转化酶抑制剂、β受体阻滞剂和醛固酮受体阻滞剂。此外,原发病的治疗如溶栓、抗凝、血管再通等也非常重要,对 ST 段抬高型心肌梗死的患者,溶栓前应将血压控制在20/12 kPa(150/90 mmHg)以下。

(四)急性左心衰竭

急性左心衰竭主要是由收缩期高血压和缺血性心脏病导致。严重高血压伴急性左心衰竭治疗的主要手段是通过静脉用药,迅速降低心脏的前后负荷。在应用血管扩张药迅速降低血压的同时,配合使用强效利尿剂,尽快缓解患者的缺氧和高度呼吸困难。就心脏功能而言,应力求将血压降到正常水平。血压被控制的同时,心力衰竭亦常得到控制。血管扩张药可选用硝普钠、硝酸甘油、酚妥拉明等,广泛心肌缺血引起的急性左心衰竭,首选硝酸甘油。在降压的同时以吗啡3～5 mg 静脉缓注,必要时每隔 15 分钟重复 1 次,共 2～3 次,老年患者酌情减少剂量或改为肌内注射;呋塞米 20～40 mg 静脉注射,2 分钟内推完,4 小时后可重复 1 次;并给予吸氧、氨茶碱等。洋地黄仅在心脏扩大或心房颤动伴快速心室率时应用。

(五)急性主动脉夹层

3/4 的主动脉夹层患者有高血压,血压增高是病情进展的重要诱因。治疗目标为通过扩张血管、减缓心动过速、抑制心脏收缩、降低血压及左心室射血速度、降低血流对动脉的剪切力,从而阻止夹层血肿的扩展。主动脉夹层在升主动脉及有并发症者尽快手术治疗;主动脉夹层病变局限在降主动脉者应积极内科治疗。患者应绝对卧床休息,严密监测生命体征和血管受累征象,给予有效止痛、迅速降压、镇静和吸氧,忌用抗凝或溶栓治疗。疼痛剧烈患者立即静脉使用较大剂量的吗啡或哌替啶。不论患者有无收缩期高血压,都应首先静脉应用 β 受体阻滞剂来减弱心肌收缩力,减慢心率,降低左心室射血速度。如普萘洛尔0.5 mg 静脉注射,随后每 3～5 分钟注射1～2 mg,直至心率降至 60～70 次/分。心率控制后,如血压仍然很高,应加用血管扩张药。降压的原则是在保证脏器足够灌注的前提下,迅速将血压降低并维持在尽可能低的水平。一般要求在 30 分钟内将收缩压降至 13.3 kPa(100 mmHg)左右。如果患者不能耐受或有心、脑、肾缺血情况,也应尽量将血压维持在 16/10.7 kPa(120/80 mmHg)以下。治疗首选硝普钠或尼卡地平静脉滴注。其他常用药物有乌拉地尔、艾司洛尔、拉贝洛尔等。必要时加用血管紧张素 Ⅱ 受体阻滞剂、血管紧张素转化酶抑制剂或小剂量利尿剂,但要注意血管紧张素转化酶抑制剂可引起刺激性咳嗽,可能加重病情。肼苯达嗪和二氮嗪因有反射性增快心率、增加心排血量作用,不宜应用。主动脉大分支阻塞患者,因降压后使缺血加重,不宜采用降压治疗。

(六)子痫和先兆子痫

妊娠急诊患者的处理需非常小心,因为要同时顾及母亲和胎儿的安全。在加强母儿监测的同时,治疗时需把握三项原则:镇静防抽搐、止抽搐;积极降压;终止妊娠。

(1)镇静防抽搐、止抽搐:常用药物为硫酸镁,肌内注射或静脉给药,用药时监测患者血压、尿量、腱反射、呼吸情况,避免发生中毒反应。镇静药可选用冬眠

1号或地西泮。

(2)积极降压:当血压升高>22.7/14.7 kPa(170/110 mmHg)时,宜静脉给予降压药物,控制血压,以防脑卒中及子痫发生。究竟血压应降至多少合适,目前尚无一致意见。注意避免血压下降过快、幅度过大,影响胎儿血供。保证分娩前舒张压在12 kPa(90 mmHg)以上,否则会增加胎儿死亡风险。紧急降压时可静脉滴注尼卡地平、拉贝洛尔或肼苯达嗪。尼卡地平是妊娠高血压综合征治疗的首选药,它的胎盘转移率低,长时间使用对胎儿也无不良影响,能在有效降压的同时,延长妊娠,有利于改善胎儿结局,尤其适用于先兆子痫患者。另外,尼卡地平有针剂和口服两种剂型,适合孕产妇灵活应用。但应注意其可能抑制子宫收缩而影响分娩,在与硫酸镁合用时应小心产生协同作用。肼苯达嗪常用剂量为40 mg加于5%葡萄糖溶液500 mL静脉滴注,0.5~10 mg/h。血压稳定后改为口服药物维持。血管紧张素转化酶抑制剂、血管紧张素Ⅱ受体阻滞剂可能对胎儿产生不利影响,禁用;利尿剂可进一步减少血容量,加重胎儿缺氧,除非存在少尿情况,否则不宜使用利尿剂;硝普钠可致胎儿氰化物中毒,应禁忌。

(3)结合患者病情和产科情况,适时终止妊娠。

(七)特殊人群高血压急症的处理

1.老年性高血压急症

老年人患高血压比例较高,容易出现靶器官损害,甚至是多个靶器官损害,高血压急症的发展速度较快,危险度更高。降压治疗可减少老年患者的心脑血管病及死亡率。但是老年高血压患者血压波动大,控制效果差。另外,老年患者多有危险因素和复杂的基础疾病,因而在遵循一般处理原则的同时,需格外注意以下几点:①降压不要太快,尤其是对于体质较弱者。②脏器的低灌注对老年患者的危害更大,建议血压控制目标为收缩压降至20 kPa(150 mmHg),如能耐受可进一步降低。舒张压若<9.3 kPa(70 mmHg)可能产生不利影响。③大多数患者的药物初始剂量宜降低,注意药物不良反应。④常需要两种或更多药物控制血压。由于尼卡地平具有脏器保护功能,对于老年人高血压急症,建议优先使用。⑤注意原有的和药物治疗后出现的直立性低血压。

2.肾功能不全患者

治疗原则为在强效控制血压的同时,避免对肾功能的进一步损害,通常需要联合用药,根据患者的具体情况选择合适的降压药物。血压一般以降至20~21.3/12~13.3 kPa(150~160/90~100 mmHg)为宜。第1小时使平均动脉压下降10%,第2小时下降10%~15%,在12小时内使平均动脉压下降约25%。选用增加或不减少肾血流量的降压药,首选血管紧张素转化酶抑制剂和血管紧张素Ⅱ受体阻滞剂,常与钙通道阻滞剂、小剂量利尿剂、β受体阻滞剂联合应用;避免使用有肾毒性的药物;经肾排泄或代谢的降压药,剂量应控制在常规用量的 1/3～1/2。病情稳定后建议长期联合使用降压药,将血压控制在 17.3/10.7 kPa(130/80 mmHg)以下。

六、常用于高血压急症的药物评价

高血压急症的降压治疗除了选择起效迅速、作用持续时间短、停药后作用消失较快、不良反应小的静脉用药外,为增强降压作用、减少不良反应、保护重要脏器血流,以及出于特殊人群的需要,常需联合使用口服降压药,并且在血压控制后逐步减少静脉用药,转而用口服降压药物长期维持治疗。选择药物时应充分权衡血压与组织灌注、心脏负荷、血管损害、出血、凝血等的关系,合理控制降压的幅度与速度,考虑各种降压药物的作用和不良反应。

临床上用于降低血压的药物主要分为钙通道阻滞剂、血管紧张素转化酶抑制剂、血管紧张素Ⅱ受体阻滞剂、α受体阻滞剂、β受体阻滞剂、利尿剂及其他降压药 7 类,其中常用于高血压急症的静脉注射药物为硝普钠、尼卡地平、乌拉地尔、二氮嗪、肼苯达嗪、拉贝洛尔、艾司洛尔、酚妥拉明等。其他药物则根据患者的具体情况酌情配合使用,如紧急处理时可选用硝酸甘油、卡托普利等舌下含服;血管紧张素转化酶抑制剂、血管紧张素Ⅱ受体阻滞剂对肾功能不全的患者有很好的肾保护作用;α受体阻滞剂可用于前列腺增生的患者;在预防脑血管病和改善左心室肥厚方面,血管紧张素Ⅱ受体阻滞剂均优于 β 受体阻滞剂;心力衰竭时需采用利尿剂联合使用血管紧张素转化酶抑制剂、β受体阻滞剂、血管紧张素Ⅱ受体阻滞剂等药物。

(一)硝普钠

硝普钠能直接扩张动脉和静脉,降压作用迅速,停药后效果持续时间短,可用于各种高血压急症。但是由于快速降低血压的同时也带来一系列不良反应,从而使硝普钠在临床的应用具有一定的局限性。例如其控制血压呈剂量依赖性,同时还可以降低脑血流量,增加颅内压;对心肌供血的影响可引起冠脉缺血,增加急性心肌梗死早期的死亡率。静脉滴注时需密切观察血压,以免过度降压,造成器官组织血流灌注不足。长期或大剂量应用时可导致血中氰化物蓄积中毒,引起急性精神病和甲状腺功能低下等。小儿、冠状动脉或脑血管供血不足、肝肾或甲状腺功能不全者禁用;代偿性高血压、动静脉并联、主动脉狭窄和孕妇禁用。高血压急症伴急性冠脉综合征、高血压脑病、急性脑血管病或严重肾功能不全者使用时应谨慎。

(二)尼卡地平

尼卡地平为二氢吡啶类钙通道阻滞剂,是世界上第一个取得抗高血压适应证的钙通道阻滞剂。尼卡地平主要扩张动脉,降低心脏后负荷,对椎动脉、冠状动脉、肾动脉和末梢小动脉的选择性远高于心肌,在降低血压的同时,能改善脑、心脏、肾的血流量,并对缺血心肌具有保护作用。另外,它还具有利尿作用,且不影响肺部的气体交换。基于以上机制,尼卡地平在治疗高血压急症时具有以下特点:降压作用起效迅速、效果显著、血压控制过程平稳、血压波动性小;能有效保护靶器官;不易引起血压的过度降低,用量调节简单、方便;不良反应少且症状轻微,停药后不易出现反跳,长期用药也不会产生耐药性,安全性很好。与硝普钠相比降压效果相似,而其安全性及对靶器官的保护作用明显优于硝普钠,因而尼卡地平不仅是治疗高血压的一线药物,也是急诊科在处理大多数高血压急症的理想选择。

(三)乌拉地尔

乌拉地尔为选择性 α_1 受体阻滞剂,具有外周和中枢双重降压作用,起效快,效果显著,不影响心率,无反跳现象,对嗜铬细胞瘤引起的高血压危象有特效。暂不提倡与血管紧张素转化酶抑制剂合用;主动脉峡部狭窄者、哺乳期妇女禁用;妊娠妇女仅在必要的情况下使用;老年患者需慎用,初始剂量宜小,在脏器供血维持方面欠佳。

(四)拉贝洛尔

对 α_1 受体和 β 受体均有阻断作用,能减慢心率,减少心排血量,减小外周血管阻力。其降压作用温和,效果持续时间较长。特别适用于妊娠高血压患者。充血性心力衰竭、房室传导阻滞、心率过缓或心源性休克、肺气肿、支气管哮喘、脑出血者禁用;肝功能不全、肾功能不全、甲状腺功能低下等患者慎用。

(五)艾司洛尔

艾司洛尔为选择性 β_1 受体阻滞剂,起效快,作用时间短。能减慢心率,减少心排血量,降低血压,特别是收缩压。支气管哮喘、严重慢性阻塞性肺疾病、窦性心动过缓、二度至三度房室传导阻滞、难治性心功能不全、心源性休克及对本品过敏者禁用。

第二节　急性左心衰竭

急性心力衰竭是临床医师面临的最常见的心脏急症之一。许多国家随着人口老龄化及急性心肌梗死患者存活率的升高,慢性心力衰竭患者的数量快速增长,同时也增加了心功能失代偿的患者的数量。急性心力衰竭 60%～70% 是由冠心病所致,老年人发病尤其明显。年轻患者,急性心力衰竭的原因更多见于扩张型心肌病、心律失常、先天性或瓣膜性心脏病、心肌炎等。

急性心力衰竭患者预后不良。急性心肌梗死伴有严重心力衰竭患者病死率非常高,12 个月的病死率为 30%。据报道,急性肺水肿院内病死率为 12%,1 年病死率为 40%。

2008 年欧洲心脏病学会更新了急性和慢性心力衰竭指南。2010 年中华医学会心血管病分会公布了我国急性心力衰竭诊断和治疗指南。

一、急性心力衰竭的临床表现

急性心力衰竭是指由于心脏功能异常而出现的急性临床发作。无论既往有无心脏病病史,均可发生。心功能异常可以是收缩功能异常,亦可为舒张功能异常,还可以是心律失常或心脏前负荷和后负荷失调。急性心力衰竭通常是致命的,需要紧急治疗。

急性心力衰竭可以在既往没有心功能异常者首次发病,也可以是慢性心力衰竭的急性失代偿。急性心力衰竭患者的临床表现如下。

(一)基础心血管疾病的病史和临床表现

大多数患者有各种心脏病的病史,存在引起急性心力衰竭的各种病因。老年人中的主要病因为冠心病、高血压和老年性退行性心瓣膜病,而在年轻人中多由风湿性心瓣膜病、扩张型心肌病、急性重症心肌炎等所致。

(二)诱发因素

常见的诱因有:①慢性心力衰竭药物治疗缺乏依从性。②心脏容量超负荷。③严重感染,尤其肺炎和败血症。④严重颅脑损害或剧烈的精神心理紧张与波动。⑤大手术后。⑥肾功能减退。⑦急性心律失常如室性心动过速、心室颤动、心房颤动或心房扑动伴快速心室率、室上性心动过速及严重的心动过缓等。

⑧支气管哮喘发作。⑨肺栓塞。⑩高心排血量综合征,如甲状腺危象、严重贫血等。⑪应用负性肌力药物如维拉帕米、地尔硫䓬、β受体阻滞剂等。⑫应用非甾体抗炎药。⑬心肌缺血。⑭老年急性舒张功能减退。⑮吸毒。⑯酗酒。⑰嗜铬细胞瘤。这些诱因使心功能原来尚可代偿的患者骤发心力衰竭,或者使已有心力衰竭的患者病情加重。

(三)早期表现

原来心功能正常的患者出现急性失代偿的心力衰竭(首发或慢性心力衰竭急性失代偿)伴有急性心力衰竭的症状和体征,出现原因不明的疲乏或运动耐力明显降低及心率增加 15～20 次/分,可能是左心功能降低的早期征兆。继续发展可出现劳力性呼吸困难、夜间阵发性呼吸困难、睡觉需用枕头抬高头部等,检查可发现左心室增大,闻及舒张早期或中期奔马律,肺动脉第二心音亢进,两肺尤其肺底部有细湿啰音,还可有干啰音和哮鸣音,提示已有左心功能障碍。

(四)急性肺水肿

起病急骤,病情可迅速发展至危重状态。突发的严重呼吸困难、端坐呼吸、喘息不止、烦躁不安并有恐惧感,呼吸频率可达 30～50 次/分;频繁咳嗽并咳出大量粉红色泡沫样血痰;听诊心率快,心尖部常可闻及奔马律;双肺满布湿啰音和哮鸣音。

(五)心源性休克

(1)持续低血压,收缩压降至 12.00 kPa(90 mmHg)以下,或原有高血压的患者收缩压降幅≥8.00 kPa(60 mmHg),且持续 30 分钟以上。

(2)组织低灌注状态,可有:①皮肤湿冷、苍白和发绀,出现紫色条纹;②心动过速>110 次/分;③尿量显著减少(<20 mL/h),甚至无尿;④意识障碍,常有烦躁不安、激动焦虑、恐惧和濒死感;收缩压低于 9.33 kPa(70 mmHg),可出现抑制症状,如神志恍惚、表情淡漠、反应迟钝,逐渐发展至意识模糊甚至昏迷。

(3)血流动力学障碍:肺动脉楔压(PAWP)≥2.40 kPa(18 mmHg),心排血指数≤36.7 mL/(s·m²)[≤2.2 L/(min·m²)]。

(4)低氧血症和代谢性酸中毒。

二、急性左心衰竭严重程度分级

主要分级有 Killip(表 3-1)、Forrester(表 3-2)和临床程度分级(表 3-3)3 种。Killip 分级主要用于急性心肌梗死患者,分级依据临床表现和胸部 X 线的结果。

表 3-1　急性心肌梗死的 Killip 分级

分级	症状与体征
Ⅰ	无心力衰竭
Ⅱ	有心力衰竭,两肺中下部有湿啰音,占肺野下 1/2,可闻及奔马律。X 线胸片有肺淤血
Ⅲ	严重心力衰竭,有肺水肿,细湿啰音遍布两肺(超过肺野下 1/2)
Ⅳ	心源性休克,低血压[收缩压<12.00 kPa(90 mmHg)]、发绀、出汗、少尿

注:1 mmHg＝0.133 kPa

表 3-2　急性左心衰竭的 Forrester 分级

分级	PAWP(mmHg)	心排血指数[mL/(s·m²)]	组织灌注状态
Ⅰ	≤18	>36.7	无肺淤血,无组织灌注不良
Ⅱ	>18	>36.7	有肺淤血
Ⅲ	<18	≤36.7	无肺淤血,有组织灌注不良
Ⅳ	>18	≤36.7	有肺淤血,有组织灌注不良

注:PAWP,肺动脉楔压;心排血指数,其法定单位[mL/(s·m²)]与旧制单位[L/(min·m²)]的换算因数为 16.67。1 mmHg＝0.133 kPa

Forrester 分级依据临床表现和血流动力学指标,可用于急性心肌梗死后急性心力衰竭,更适用于首次发作的急性心力衰竭。临床程度的分类法适用于心肌病患者,它主要依据临床发现,更适用于慢性失代偿性心力衰竭。

表 3-3　急性左心衰竭的临床程度分级

分级	皮肤	肺部啰音
Ⅰ	干、暖	无
Ⅱ	湿、暖	有
Ⅲ	干、冷	无/有
Ⅳ	湿、冷	有

三、急性左心衰竭的诊断

急性左心衰竭的诊断主要依据症状和临床表现,同时辅以相应的实验室检查,例如心电图、胸片、生化标志物、多普勒超声心动图等,诊断的流程见图 3-1。

急性心力衰竭患者,需要系统地评估外周循环、静脉充盈、肢端体温。

心力衰竭失代偿时,右心室充盈压通常可通过中心静脉压评估。急性心力衰竭时中心静脉压升高应谨慎分析,因为在静脉顺应性下降合并右心室顺应性下降时,即便右心室充盈压很低也会出现中心静脉压的升高。

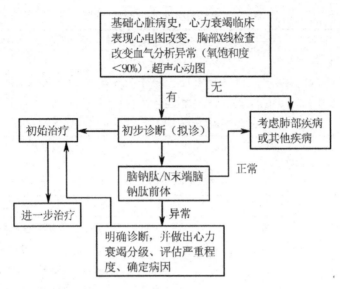

图 3-1　急性左心衰竭的诊断流程

左心室充盈压可通过肺部听诊评估,肺部存在湿啰音常提示左心室充盈压升高。进一步的确诊、严重程度的分级及随后可出现的肺淤血、胸腔积液应进行胸片检查。左心室充盈压的临床评估常被迅速变化的临床征象所误导。应进行心脏的触诊和听诊,了解有无室性和房性奔马律。

四、实验室检查及辅助检查

(一)心电图检查

急性心力衰竭时心电图多有异常改变。心电图可以辨别节律,可以帮助确定急性心力衰竭的病因及了解心室的负荷情况。这在急性冠脉综合征中尤为重要。心电图还可了解左、右心室/左、右心房的劳损情况、有无心包炎及既往存在的病变如左、右心室的肥大。心律失常时应分析 12 导联心电图,同时应进行连续的心电图监测。

(二)胸片及影像学检查

对于所有急性心力衰竭的患者,胸片和其他影像学检查宜尽早完成,以便及时评估已经存在的肺部和心脏病变(心脏的大小及形状)及肺淤血的程度。它不但可以用于明确诊断,还可用于了解随后的治疗效果。胸片还可用作左心衰竭的鉴别诊断,除外肺部炎症或感染性疾病。胸部 CT 或放射性核素扫描可用于判断肺部疾病和诊断大的肺栓塞。CT、经食管超声心动图可用于诊断主动脉夹层。

(三)实验室检查

急性心力衰竭时应进行一些实验室检查。动脉血气分析可以评估氧合情况〔动脉血氧分压（PaO_2）〕、通气情况〔动脉血二氧化碳分压（$PaCO_2$）〕、酸碱平衡（pH）和碱缺失,在所有严重急性心力衰竭患者中应进行此项检查。脉搏血氧测定及潮气末二氧化碳测定等无创性检测方法可以替代动脉血气分析,但不适用于低心排血量及血管收缩性休克状态。静脉血氧饱和度（如颈静脉内）的测定对于评价全身的氧供需平衡很有价值。

脑钠肽是在心室室壁张力增加和容量负荷过重时由心室释放的,现在已用于急诊呼吸困难的患者作为排除或确立心力衰竭诊断的指标。脑钠肽对于排除心力衰竭有着很高的阴性预测价值。如果心力衰竭的诊断已经明确,升高的血浆脑钠肽和 N 末端脑钠尿肽前体可以预测预后。

(四)超声心动图检查

超声心动图对于评价基础心脏病变及与急性心力衰竭相关的心脏结构和功能改变是极其重要的,同时对急性冠脉综合征也有重要的评估价值。

多普勒超声心动图应用于评估左、右心室的局部或全心功能改变、瓣膜结构和功能、心包病变、急性心肌梗死的机械性并发症和比较少见的占位性病变。通过多普勒超声心动图测定主动脉或肺动脉的血流时速曲线可以估测心排血量。多普勒超声心动图还可估计肺动脉压力（三尖瓣反流射速）,同时可监测左心室前负荷。

(五)其他检查

在涉及与冠状动脉相关的病变,如不稳定型心绞痛或心肌梗死时,血管造影是非常重要的,现已明确血运重建能够改善预后。

五、急性心力衰竭患者的监护

急性心力衰竭患者应在进入急诊室后就尽快地开始监护,同时给予相应的诊断性检查以明确基础病因。

(一)无创性监护

所有的危重患者,必须监测的项目有血压、体温、心率、呼吸、心电图。有些实验室检查应重复做,例如电解质、肌酐、血糖及有关感染和代谢障碍的指标。必须纠正低钾血症或高钾血症。如果患者情况恶化,这些指标的监测频率也应增加。

1.心电监测

在急性失代偿阶段心电图的监测是必需的(监测心律失常和 ST 段变化),尤其是心肌缺血或心律失常是导致急性心力衰竭的主要原因时。

2.血压监测

开始治疗时维持正常的血压很重要,其后也应定时测量(例如每 5 分钟测量 1 次),直到血管活性药、利尿剂、正性肌力药剂量稳定时。在并无强烈的血管收缩和不伴有极快心率时,无创性自动袖带血压测量是可靠的。

3.血氧饱和度监测

脉搏血氧计是测量动脉氧与血红蛋白结合饱和度的无创性装置。通常从联合血氧计测得的动脉血氧饱和度(SaO_2)的误差在 2% 之内,除非患者处于心源性休克状态。

4.心排血量和前负荷

可应用多普勒超声的方法监测。

(二)有创性监测

1.动脉置管

置入动脉导管的指征是因血流动力学不稳定需要连续监测动脉血压或需进行多次动脉血气分析。

2.中心静脉置管

中心静脉置管可用于输注液体和药物,也可监测中心静脉压及静脉血氧饱和度(上腔静脉或右心房处),后者用以评估氧的运输情况。

在分析右心房舒张末压时应谨慎,避免过分注重右心房舒张末压,因为右心房舒张末压几乎与左心房舒张末压无关,因此也与急性心力衰竭时的左心室充盈压无关。中心静脉压也会受到重度三尖瓣关闭不全及呼气末正压通气的影响。

3.肺动脉导管

肺动脉导管是一种漂浮导管,用于测量上腔静脉、右心房、右心室、肺动脉压力、肺动脉楔压及心排血量。现代导管能够半连续性地测量心排血量及混合静脉血氧饱和度、右心室舒张末容积和射血分数。

虽然置入肺动脉导管用于急性左心衰竭的诊断通常不是必需的,但对于伴发有复杂心肺疾病的患者,它可以用来鉴别是心源性机制还是非心源性机制。对于二尖瓣狭窄、主动脉关闭不全、高气道压或左心室僵硬(如左心室肥厚、糖尿病、纤维化、使用正性肌力药、肥胖、缺血)的患者,肺动脉楔压并不能真实反映左心室舒张末压。

建议肺动脉导管用于对传统治疗未产生预期疗效的血流动力学不稳定的患者，及合并淤血和低灌注的患者。在这些情况下，置入肺动脉导管以保证左心室最恰当的液体负荷量，并指导血管活性药物和正性肌力药的使用。

六、急性心力衰竭的治疗

(一)临床评估

对患者均应根据上述各种检查方法及病情变化作出临床评估，包括：①基础心血管疾病；②急性心力衰竭发生的诱因；③病情的严重程度和分级，并估计预后；④治疗的效果。此种评估应多次和动态进行，以调整治疗方案。

(二)治疗目标

(1)控制基础病因和矫治引起心力衰竭的诱因：应用静脉和(或)口服降压药物以控制高血压；选择有效抗生素控制感染；积极治疗各种影响血流动力学的快速性或缓慢性心律失常；应用硝酸酯类药物改善心肌缺血。糖尿病伴血糖升高者应有效控制血糖水平，又要防止出现低血糖。对血红蛋白低于 60 g/L 的严重贫血者，可输注浓缩红细胞悬液或全血。

(2)缓解各种严重症状。①低氧血症和呼吸困难：采用不同方式的吸氧，包括鼻导管吸氧、面罩吸氧及无创或气管插管的呼吸机辅助通气治疗。②胸痛和焦虑：应用吗啡。③呼吸道痉挛：应用支气管解痉药物。④淤血症状：利尿剂有助于减轻肺淤血和肺水肿，亦可缓解呼吸困难。

(3)稳定血流动力学状态，维持收缩压≥12.00 kPa(90 mmHg)，纠正和防止低血压可应用各种正性肌力药物。血压过高者的降压治疗可选择血管扩张药物。

(4)纠正水电解质紊乱和维持酸碱平衡。

(5)保护重要脏器如肺、肾、肝和大脑，防止功能损害。

(6)降低死亡危险，改善近期和远期预后。

(三)急性左心衰竭的处理流程

急性左心衰竭确诊后，即按图 3-2 的流程处理。初始治疗后症状未获明显改善或病情严重者应行进一步治疗。

1.急性左心衰竭的一般处理

(1)体位：静息时明显呼吸困难者应半卧位或端坐位，双腿下垂以减少回心血量，降低心脏前负荷。

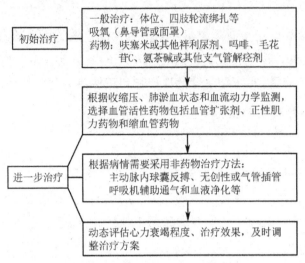

图 3-2　急性左心衰竭的处理流程

(2)四肢交换加压:四肢轮流绑扎止血带或血压计袖带,通常同一时间只绑扎三肢,每隔 15~20 分钟轮流放松一肢。血压计袖带的充气压力应较舒张压低 2.67 kPa(20 mmHg),使动脉血流仍可顺利通过,而静脉血回流受阻。此法可降低前负荷,减轻肺淤血和肺水肿。

(3)吸氧:适用于低氧血症和呼吸困难明显(尤其指端血氧饱和度<90%)的患者。应尽早采用,使者 SaO_2≥95%(伴慢性阻塞性肺疾病患者 SaO_2>90%)。可采用不同的方式:①鼻导管吸氧。低氧流量(1~2 L/min)开始,如仅为低氧血症,动脉血气分析未见二氧化碳潴留,可采用高流量给氧 6~8 L/min。酒精吸氧可使肺泡内的泡沫表面张力降低而破裂,改善肺泡的通气。方法是在氧气通过的湿化瓶中加 50%~70%乙醇或有机硅消泡剂,用于肺水肿患者。②面罩吸氧:适用于伴呼吸性碱中毒患者。必要时还可采用无创性或气管插管呼吸机辅助通气治疗。

(4)做好救治的准备工作:至少开放 2 条静脉通道,并保持通畅。必要时可采用深静脉穿刺置管,以随时满足用药的需要。血管活性药物一般应用微量泵泵入,以维持稳定的速度和正确的剂量。固定和维护好漂浮导管、深静脉置管、心电监护的电极和导联线、鼻导管或面罩、导尿管及指端无创血氧仪测定电极等。保持室内适宜的温度、湿度,灯光柔和,环境幽静。

(5)饮食:进易消化食物,避免一次大量进食,在总量控制下,可少量多餐(6~8 次/天)。应用袢利尿剂情况下不要过分限制钠盐摄入量,以避免低钠血症,导致低血压。利尿剂应用时间较长的患者要补充多种维生素和微量元素。

(6)出入量管理:肺淤血、体循环淤血及水肿明显者应严格限制饮水量和静脉输液速度,对无明显低血容量因素(大出血、严重脱水、大汗淋漓等)者的每天摄入液体量一般宜在 1 500 mL 以内,不要超过 2 000 mL。保持每天水出入量负平衡约 500 mL/d,严重肺水肿者的水负平衡为 1 000～2 000 mL/d,甚至可达 3 000～5 000 mL/d,以减少水钠潴留和缓解症状。3～5 天后,如淤血、水肿明显消退,应减少水负平衡量,逐渐过渡到出入水量大体平衡。在水负平衡下应注意防止发生低血容量、低血钾和低血钠等。

2.急性心力衰竭时吗啡及其类似物的使用

吗啡一般用于严重急性心力衰竭的早期阶段,特别是患者不安和呼吸困难时。吗啡能够使静脉扩张,也能使动脉轻度扩张,并降低心率。应密切观察疗效和呼吸抑制的不良反应。伴明显和持续低血压、休克、意识障碍、慢性阻塞性肺疾病等患者禁忌使用。老年患者慎用或减量。也可应用哌替啶 50～100 mg 肌内注射。

3.急性心力衰竭治疗中血管扩张药的使用

对大多数急性心力衰竭患者,血管扩张药常作为一线用药,它可以用来开放外周循环,降低前负荷或后负荷。

(1)硝酸酯类药物:急性心力衰竭时此类药在不减少心排血量和不增加心肌氧耗情况下能减轻肺淤血,特别适用于急性冠脉综合征伴心力衰竭的患者。临床研究已证实,硝酸酯类静脉制剂与呋塞米合用治疗急性心力衰竭有效;应用大剂量硝酸酯类药物联合小剂量呋塞米的疗效优于单纯大剂量的利尿剂。静脉应用硝酸酯类药物应十分小心滴定剂量,经常测量血压,防止血压过度下降。硝酸甘油静脉滴注起始剂量为 5～10 μg/min,每 5～10 分钟递增 5～10 μg/min,最大剂量为 100～200 μg/min;亦可每 10～15 分钟喷雾 1 次(400 μg),或每次舌下含服 0.3～0.6 mg。硝酸异山梨酯静脉滴注剂量为 5～10 mg/h,亦可每次舌下含服 2.5 mg。

(2)硝普钠:适用于严重心力衰竭。临床应用宜从小剂量 10 μg/min 开始,可酌情逐渐增加剂量至 50～250 μg/min。由于其强效降压作用,应用过程中要密切监测血压,根据血压调整合适的维持剂量。长期使用时其代谢产物(硫代氰化物和氰化物)会产生毒性反应,特别是严重肝、肾衰竭的患者应避免使用。减量时,硝普钠应该缓慢减量,并加用口服血管扩张药,以避免反跳。急性心力衰竭时硝普钠的使用尚缺乏对照试验,而且在急性心肌梗死时使用,病死率增高。

急性冠脉综合征所致的心力衰竭患者,因为硝普钠可引起冠脉窃血,故在此类患者中硝酸酯类的使用优于硝普钠。

(3)奈西立肽:这是一类新的血管扩张药,近期被用以治疗急性心力衰竭。它是脑钠肽的重组体,是一种内源性激素物质。它能够扩张静脉、动脉、冠状动脉,由此降低前负荷和后负荷,在无直接正性肌力的情况下增加心排血量。慢性心力衰竭患者输注奈西立肽对血流动力学产生有益的作用,可以增加钠排泄,抑制肾素-血管紧张素-醛固酮和交感神经系统。它和静脉使用硝酸甘油相比,能更有效地促进血流动力学改善,并且不良反应更少。该药临床试验的结果尚不一致。近期的两项研究表明,该药的应用可以带来临床和血流动力学的改善,推荐应用于急性失代偿性心力衰竭。国内一项 II 期临床研究提示,该药较硝酸甘油静脉制剂能够更显著降低 PAWP,缓解患者的呼吸困难。应用方法:先给予负荷剂量 1.500 $\mu g/kg$,静脉缓慢推注,继以 0.007 5～0.015 $\mu g/(kg \cdot min)$ 静脉滴注;也可不用负荷剂量而直接静脉滴注。疗程一般 3 天,不建议超过 7 天。

(4)乌拉地尔:该药具有外周和中枢双重扩血管作用,可有效降低血管阻力,降低后负荷,增加心排血量,但不影响心率,从而减少心肌耗氧量。适用于高血压心脏病、缺血性心肌病(包括急性心肌梗死)和扩张型心肌病引起的急性左心衰竭;可用于心排血量降低、PAWP＞2.40 kPa(18 mmHg)的患者。通常静脉滴注 100～400 $\mu g/min$,可逐渐增加剂量,并根据血压和临床状况予以调整。伴严重高血压者可缓慢静脉注射 12.5～25.0 mg。

应用血管扩张药的注意事项:下列情况下禁用血管扩张药物。①收缩压＜12.00 kPa(90 mmHg),或持续低血压并伴症状尤其有肾功能不全的患者,以避免重要脏器灌注减少;②严重阻塞性心瓣膜疾病患者,例如主动脉瓣狭窄、二尖瓣狭窄患者,有可能出现显著的低血压,应慎用;③梗阻性肥厚型心肌病。

4.急性心力衰竭时血管紧张素转化酶抑制剂的使用

血管紧张素转化酶抑制剂在急性心力衰竭中的应用仍存在诸多争议。急性心力衰竭的急性期、病情尚未稳定的患者不宜应用。急性心肌梗死后的急性心力衰竭可以试用,但须避免静脉应用,口服起始剂量宜小。在急性期病情稳定48 小时后逐渐加量,疗程至少 6 周,不能耐受血管紧张素转化酶抑制剂者可以应用血管紧张素 II 受体阻滞剂。

在心排血量处于边缘状况时,血管紧张素转化酶抑制剂应谨慎使用,因为它可以明显降低肾小球滤过率。当联合使用非甾体抗炎药及出现双侧肾动脉狭窄时,不能耐受血管紧张素转化酶抑制剂的风险增加。

5.利尿剂的应用

(1)适应证:急性心力衰竭和失代偿心力衰竭的急性发作,伴有液体潴留的情况是应用利尿剂的指征。利尿剂缓解症状的益处及其在临床上被广泛认可,无须再进行大规模的随机临床试验来评估。

(2)作用效应:静脉使用袢利尿剂也有扩张血管效应,在使用早期(5~30分钟)降低肺阻抗的同时也降低右心房舒张末压和肺动脉楔压。如果快速静脉注射大剂量(>1 mg/kg)时,就有反射性血管收缩的可能。它与慢性心力衰竭时使用利尿剂不同,在严重失代偿性心力衰竭使用利尿剂能使容量负荷恢复正常,可以在短期内减少神经内分泌系统的激活。特别是在急性冠脉综合征的患者,应使用低剂量的利尿剂,最好已给予扩血管治疗。

(3)实际应用:静脉使用袢利尿剂(呋塞米、托拉塞米),它有强效快速的利尿效果,急性心力衰竭患者应优先考虑使用。在入院以前就可安全使用,应根据利尿效果和淤血症状的缓解情况来选择剂量。开始使用负荷剂量,然后继续静脉滴注呋塞米或托拉塞米,静脉滴注比一次性静脉注射更有效。噻嗪类和螺内酯可以联合袢利尿剂使用,低剂量联合使用比高剂量使用一种药更有效,而且继发反应也更少。将袢利尿剂和多巴酚丁胺、多巴胺或硝酸盐联合使用也是一种治疗方法,它比仅仅增加利尿剂更有效,不良反应也更少。

(4)不良反应、药物的相互作用:虽然利尿剂可安全地用于大多数患者,但它的不良反应也很常见,甚至可威胁生命。主要包括:神经内分泌系统的激活,特别是肾素-血管紧张素-醛固酮系统和交感神经系统的激活;低血钾、低血镁和低氯性碱中毒可能导致严重的心律失常;可以产生肾毒性及加剧肾衰竭。过度利尿可过分降低静脉压、肺动脉楔压及舒张期灌注,由此导致每搏输出量和心排血量下降,特别见于严重心力衰竭和以舒张功能不全为主的心力衰竭或缺血所致的右心室功能障碍。

6.β受体阻滞剂

(1)适应证和基本原理:目前尚无应用β受体阻滞剂治疗急性心力衰竭以改善症状的研究。相反,在急性心力衰竭时是禁止使用β受体阻滞剂的。急性心肌梗死后早期肺部啰音超过基底部的患者及低血压患者均被排除在应用β受体阻滞剂的临床试验之外。急性心肌梗死患者没有明显心力衰竭或低血压,使用β受体阻滞剂能限制心肌梗死范围,减少致命性心律失常,并缓解疼痛。

当患者出现缺血性胸痛,对阿片制剂无效,反复发生缺血、高血压、心动过速或心律失常时,可考虑静脉使用β受体阻滞剂。在美托洛尔研究中,急性心肌梗死后早期静脉使用美托洛尔或安慰剂,接着口服治疗 3 个月。使用美托洛尔治疗后发展为心力衰竭的患者明显减少。如果患者有肺底部啰音的肺淤血征象,联合使用呋塞米,美托洛尔治疗可产生更好的疗效,降低病死率和并发症。

(2)实际应用:当患者伴有明显急性心力衰竭,肺部啰音超过基底部时,应慎用 β 受体阻滞剂。对出现进行性心肌缺血和心动过速的患者,可以考虑静脉使用美托洛尔。

但是,对急性心肌梗死伴发急性心力衰竭的患者,病情稳定后,应早期使用 β 受体阻滞剂。对于慢性心力衰竭患者,在急性发作稳定后(通常 4 天后),应早期使用 β 受体阻滞剂。

在大规模临床试验中,比索洛尔、卡维地洛或美托洛尔的初始剂量很小,然后逐渐缓慢增加到目标剂量。应个体化增加剂量。β 受体阻滞剂可能过度降低血压,减慢心率。一般原则:服用 β 受体阻滞剂的患者由于心力衰竭加重而住院,除非必须用正性肌力药物维持,否则应继续服用 β 受体阻滞剂。但如果怀疑为 β 受体阻滞剂剂量过大(如有心动过缓和低血压)时,可减量继续用药。

7.正性肌力药

此类药物适用于低心排血量综合征,如伴症状性低血压或心排血量降低伴有循环淤血的患者,可缓解组织低灌注所致的症状,保证重要脏器的血液供应。血压较低和对血管扩张药物及利尿剂不耐受或反应不佳的患者尤其有效。使用正性肌力药有潜在的危害性,因为它能增加耗氧量、增加钙负荷,所以应谨慎使用。

对于失代偿的慢性心力衰竭患者,其症状、临床过程和预后很大程度上取决于血流动力学。所以,改善血流动力学成为治疗的目的。在这种情况下,正性肌力药可能有效,甚至挽救生命。但它改善血流动力学的益处,部分被它增加心律失常的危险抵消了。而且部分患者,由于过度增加能量消耗引起心肌缺血和心力衰竭的慢性进展。但正性肌力药的利弊比率,不同的药并不相同。对于那些兴奋 β_1 受体的药物,可以增加心肌细胞胞内钙的浓度,可能有更高的危险性。有关正性肌力药用于急性心力衰竭治疗的对照试验研究较少,特别对预后的远期效应的评估更少。

(1)洋地黄类药物:此类药物能轻度增加心排血量和降低左心室充盈压;对急性左心衰竭患者的治疗有一定帮助。一般应用毛花苷 C 0.2~0.4 mg 缓慢静脉注射,2~4 小时后可以再用 0.2 mg,伴快速心室率的心房颤动患者可酌情适当增加剂量。

(2)多巴胺:小剂量<2 μg/(kg·min)的多巴胺仅作用于外周多巴胺受体,直接或间接降低外周阻力。在此剂量下,对于肾脏低灌注和肾衰竭的患者,它能增加肾血流量、肾小球滤过率、利尿和增加钠的排泄,并增强对利尿剂的反应。大剂量>2 μg/(kg·min)的多巴胺直接或间接刺激β受体,增加心肌的收缩力和心排血量。当剂量>5 μg/(kg·min)时,它作用于α受体,增加外周血管阻力。此时,虽然它对低血压患者很有效,但它对急性心力衰竭患者可能有害,因为它增加左心室后负荷,增加肺动脉压和肺阻力。

多巴胺可以作为正性肌力药[>2 μg/(kg·min)]用于急性心力衰竭伴有低血压的患者。当静脉滴注低剂量≤3 μg/(kg·min)时,它可以使失代偿性心力衰竭伴有低血压和尿量减少的患者增加肾血流量,增加尿量。但如果无反应,则应停止使用。

(3)多巴酚丁胺:多巴酚丁胺的主要作用在于通过刺激 β_1 受体和 β_2 受体产生剂量依赖性的正性变力作用,并反射性地降低交感张力和血管阻力,其最终结果依个体而不同。小剂量时,多巴酚丁胺能产生轻度的血管扩张反应,通过降低后负荷而增加射血量。大剂量时,它可以引起血管收缩。心率通常呈剂量依赖性增加,但增加的程度弱于其他儿茶酚胺类药物。但心房颤动的患者,因为它可以加速房室传导,心率可能增加到难以预料的水平。全身收缩压通常轻度增加,但也可能不变或降低。心力衰竭患者静脉滴注多巴酚丁胺后,观察到尿量增多,这可能是它提高心排血量而增加肾血流量的结果。

多巴酚丁胺用于外周低灌注(低血压,肾功能下降)伴或不伴有淤血或肺水肿。使用最佳剂量的利尿剂和扩血管剂无效时,多巴酚丁胺常用来增加心排血量。它的起始静脉滴注速度为2~3 μg/(kg·min),可以逐渐增加到 20 μg/(kg·min)。无须负荷量。静脉滴注速度根据症状、尿量反应或血流动力学监测结果来调整。它的血流动力学作用和剂量成正比,在静脉滴注停止后,它的清除也很快。

在接受β受体阻滞剂治疗的患者,需要增加多巴酚丁胺的剂量,才能恢复它的正性肌力作用。

单从血流动力学看,多巴酚丁胺的正性肌力作用增加了磷酸二酯酶抑制剂作用。磷酸二酯酶抑制剂和多巴酚丁胺的联合使用能产生比单一用药更强的正性肌力作用。

长时间地持续静脉滴注多巴酚丁胺(24 小时以上)会出现耐药,部分血流动力学效应消失。长时间应用应逐渐减量。

静脉滴注多巴酚丁胺常伴有心律失常发生率的增加,可来源于心室和心房。

这种影响呈剂量依赖性,可能比使用磷酸二酯酶抑制剂时更明显。在使用利尿剂时应及时补钾。心动过速时使用多巴酚丁胺要慎重,多巴酚丁胺静脉滴注可以促发冠心病患者的胸痛。现在还没有关于急性心力衰竭患者使用多巴酚丁胺的对照试验,一些试验显示它可增加不利的心血管事件。

(4)磷酸二酯酶抑制剂:米力农和依诺昔酮是两种临床上使用的Ⅲ型磷酸二酯酶抑制剂。在急性心力衰竭时,它们能产生明显的正性肌力、松弛性及外周扩血管效应,由此增加心排血量和每搏输出量,同时伴随有肺动脉压、肺动脉楔压的下降,全身和肺血管阻力下降。它在血流动力学方面,介于纯粹的扩血管剂(如硝普钠)和正性肌力药(如多巴酚丁胺)之间。因为它们的作用部位远离β受体,所以在使用β受体阻滞剂的同时,磷酸二酯酶抑制剂仍能够保留其效应。

Ⅲ型磷酸二酯酶抑制剂用于低灌注伴或不伴有淤血,使用最佳剂量的利尿剂和扩血管剂无效时应使用此类药物。

当患者在使用β受体阻滞剂时,和(或)对多巴酚丁胺没有足够的反应时,Ⅲ型磷酸二酯酶抑制剂可能优于多巴酚丁胺。

由于其过度的外周扩血管效应可引起低血压,静脉推注较静脉滴注时更常见。有关磷酸二酯酶抑制剂治疗对急性心力衰竭患者的远期疗效目前数据尚不充分,但人们已提高了对其安全性的重视,特别是对缺血性心脏病心力衰竭患者。

(5)左西孟旦:这是一种钙增敏剂,通过结合于心肌细胞上的肌钙蛋白 C 促进心肌收缩,还通过介导 ATP 敏感的钾离子通道而发挥血管舒张作用和轻度抑制磷酸二酯酶的效应。其正性肌力作用独立于β肾上腺素能刺激,可用于正接受β受体阻滞剂治疗的患者。左西孟旦的乙酰化代谢产物,仍然具有药理活性,半衰期约 80 小时,停药后作用可持续 48 小时。

临床研究表明,急性心力衰竭患者应用本药静脉滴注可明显增加心排血量和每搏输出量,降低 PAWP、全身血管阻力和肺血管阻力;冠心病患者不会增加病死率。用法:首剂 $12\sim24$ $\mu g/kg$ 静脉注射(>10 分钟),继以 0.1 $\mu g/(kg \cdot min)$ 静脉滴注,可酌情减半或加倍。对于收缩压<13.33 kPa(100 mmHg)的患者,不需要负荷剂量,可直接用维持剂量,以防止发生低血压。

在比较左西孟旦和多巴酚丁胺的随机对照试验中,已显示左西孟旦能改善呼吸困难和疲劳等症状,并产生很好的结果。不同于多巴酚丁胺的是,当联合使用β受体阻滞剂时,左西孟旦的血流动力学效应不会减弱,甚至会更强。

在大剂量使用左西孟旦静脉滴注时,可能会出现心动过速、低血压,对收缩压低于 11.33 kPa(85 mmHg)的患者不推荐使用。在与其他安慰剂或多巴酚丁胺比较的对照试验中显示,左西孟旦并没有增加恶性心律失常的发生率。

8.IABP

临床研究表明,这是一种有效改善心肌灌注同时又降低心肌耗氧量和增加心排血量的治疗手段。

IABP 的适应证:①急性心肌梗死或严重心肌缺血并发心源性休克,且不能由药物治疗纠正;②伴血流动力学障碍的严重冠心病(如急性心肌梗死伴机械并发症);③心肌缺血伴顽固性肺水肿。

IABP 的禁忌证:①存在严重的外周血管疾病;②主动脉瘤;③主动脉瓣关闭不全;④活动性出血或其他抗凝禁忌证;⑤严重血小板缺乏。

9.机械通气

急性心力衰竭者行机械通气的指征:①出现心跳呼吸骤停而进行心肺复苏时;②合并Ⅰ型或Ⅱ型呼吸衰竭。机械通气的方式有下列两种。

(1)无创呼吸机辅助通气:这是一种无须气管插管、经口/鼻面罩给患者供氧、由患者自主呼吸触发的机械通气治疗。分为持续气道正压通气和双相间歇气道正压通气两种模式。

作用机制:通过气道正压通气可改善患者的通气状况,减轻肺水肿,纠正缺氧和二氧化碳潴留,从而缓解Ⅰ型或Ⅱ型呼吸衰竭。

适用对象:Ⅰ型或Ⅱ型呼吸衰竭患者经常规吸氧和药物治疗仍不能纠正时应及早应用。主要用于呼吸频率≤25 次/分、能配合呼吸机通气的早期呼吸衰竭患者。在下列情况下应用受限:不能耐受和合作的患者,有严重认知障碍和焦虑的患者,呼吸急促(频率>25 次/分)、呼吸微弱和呼吸道分泌物多的患者。

(2)气道插管和人工机械通气:应用指征为心肺复苏时、严重呼吸衰竭经常规治疗不能改善者,尤其是出现明显的呼吸性和代谢性酸中毒并影响到意识状态的患者。

10.血液净化治疗

(1)机制:此法不仅可维持水电解质和酸碱平衡,稳定内环境,还可清除尿毒症毒素(肌酐、尿素、尿酸等)、细胞因子、炎症介质及心脏抑制因子等。治疗中的物质交换可通过血液滤过(超滤)、血液透析、连续血液净化和血液灌流等来完成。

(2)适应证:本法对急性心力衰竭有益,但并非常规应用的手段。出现下列情况之一时可以考虑采用:①高容量负荷如肺水肿或严重的外周组织水肿,且对袢利尿剂和噻嗪类利尿剂抵抗;②低钠血症(血钠<110 mmol/L)且有相应的临床症状,如神志障碍、肌张力减退、腱反射减弱或消失、呕吐及肺水肿等,上述两种情况应用单纯血液滤过即可;③肾功能进行性减退,血肌酐>500 μmol/L或符合急性血液透析指征的其他情况。

(3)不良反应和处理:建立体外循环的血液净化均存在与体外循环相关的不良反应,如生物不相容、出血、凝血、血管通路相关并发症、感染、机器相关并发症等。应避免出现新的内环境紊乱,连续血液净化治疗时应注意热量及蛋白的丢失。

11.心室机械辅助装置

急性心力衰竭经常规药物治疗无明显改善时,有条件的可应用此种技术。此类装置有体外膜式氧合、心室辅助泵(如可置入式电动左心辅助泵、全人工心脏)。根据急性心力衰竭的不同类型,可选择应用心室辅助装置。在积极纠治基础心脏病的前提下,短期辅助心脏功能,可作为心脏移植或心肺移植的过渡。体外膜式氧合可以部分或全部代替心肺功能。临床研究表明,短期循环呼吸支持(如应用体外膜式氧合)可以明显改善预后。

第三节　急性右心衰竭

急性右心衰竭是由于某些原因使患者的心脏在短时间内发生急性功能障碍,同时其代偿功能不能满足实际需要而导致的以急性右心排血量减低和体循环淤血为主要表现的临床综合征。该病很少单独出现,多见于急性大面积肺栓塞、急性右心室心肌梗死等,或继发于急性左心衰竭及慢性右心衰竭者由于各种诱因病情加重所致。因临床较为多见,若处理不及时也可威胁生命,故需引起临床医师特别是心血管病专科医师的足够重视。

一、病因

(一)急性肺栓塞

在急性右心衰竭的病因中,急性肺栓塞占有十分重要的地位。患者由于下肢静脉曲张、长时间卧床、机体高凝状态及手术、创伤、肿瘤甚至矛盾性栓塞等原因,使右心或周围静脉系统内栓子(矛盾性栓塞除外)脱落,回心后突然阻塞主肺动脉或左右肺动脉主干,造成肺循环阻力急剧升高,心排血量显著降低,引起右心室迅速扩张,一般认为栓塞造成肺血流减少>50%时临床上即可发生急性右心衰竭。

(二)急性右心室心肌梗死

在急性心肌梗死累及右心室时,可造成右心排血量下降,右心室充盈压升高,容量负荷增大。上述变化发生迅速,右心室尚无代偿能力,易出现急性右心衰竭。

(三)特发性肺动脉高压

特发性肺动脉高压的基本病变是致丛性肺动脉病,即由动脉中层肥厚、细胞性内膜增生、向心性板层性内膜纤维化、扩张性病变、类纤维素坏死和丛样病变形成等构成的疾病,迄今其病因不明。该病存在广泛的肺肌型动脉和细动脉管腔狭窄和阻塞,导致肺循环阻力明显增加,可超过正常的12~18倍。由于右心室后负荷增加,右心室肥厚和扩张,当心室代偿功能低下时,右心室舒张末期压和右心房舒张末压明显升高,心排血量逐渐下降,病情加重时即可出现急性右心衰竭。

(四)慢性肺源性心脏病急性加重

慢性阻塞性肺疾病由于低氧性肺血管收缩、继发性红细胞增多、肺血管慢性炎症重构及血管床的破坏等原因可造成肺动脉高压,加重右心室后负荷,造成右心室肥大及扩张,形成肺源性心脏病。当存在感染、右心室容量负荷过重等诱因时,即可出现急性右心衰竭。

(五)瓣膜性心脏病

肺动脉瓣狭窄等造成右心室流出道受阻的疾病可增加右心室收缩阻力;三尖瓣大量反流增加右心室前负荷并造成体循环淤血;二尖瓣或主动脉病变使肺静脉压增高,间接增加肺血管阻力,加重右心后负荷。上述原因均可导致右心衰竭,严重时出现急性右心衰竭。

(六)继发于左心系统疾病

如冠心病急性心肌梗死、扩张型心肌病、急性心肌炎等这些疾病由于左心室收缩功能障碍,造成不同程度的肺淤血,使肺静脉压升高,晚期可引起不同程度的肺动脉高压,形成急性右心衰竭。

(七)心脏移植术后急性右心衰竭

急性右心衰竭是当前困扰心脏移植手术的一大难题。据报道,移植术前肺动脉高压是移植的高危因素,因此术前需常规经 Swan-Ganz 导管测定血流动力学参数。肺血管阻力>4 wu (32×10³ Pa·s/L),肺血管阻力指数>6 wu/m²([48 × 10³ Pa · s/(L · m²)],肺动脉峰压值>8.00 kPa(60 mmHg)(1 mmHg=0.1333 kPa)或跨肺压力差>2.00 kPa(15 mmHg)均是肯定的高危人群,而有不可逆肺血管阻力升高者其术后死亡率较可逆者高 4 倍。术前正常的肺血管阻力并不绝对预示术后不发生右心衰竭。因为离体心脏的损伤,体外循环对心肌、肺血管的影响等,也可引起植入心脏不适应,引起绝对或相对的肺动脉高压、肺血管高阻力而发生右心衰竭。右心衰竭所致心腔扩大、心肌缺血、肺循环血量减少及向左偏移的室间隔等又能干扰左心回血,从而诱发全心衰竭。

二、病理生理

正常肺循环包括右心室、肺动脉、毛细血管及肺静脉,其主要功能是进行气体交换,血流动力学有以下 4 个特点:第一,压力低,肺动脉压力为正常主动脉压力的 1/7～1/10;第二,阻力小,正常人肺血管阻力为体循环阻力的 1/5～1/10;第三,流速快,肺脏接受心脏搏出的全部血液,但其流程远较体循环短,故流速快;第四,容量大,肺血管床面积大,可容纳 900 mL 血液,约占全血量的 9%。由于肺血管有适应其生理需要的不同于体循环的自身特点,所以其血管的组织结构功能也与体循环血管不同。此外,右心室室壁较薄,心腔较小,心室顺应性良好,其解剖结构特点有利于右心室射血;适应高容量及低压力的肺循环系统,却不耐受高压力。同时右心室与左心室拥有共同的室间隔和心包,其过度扩张会改变室间隔的位置及心腔构形,影响左心室的容积和压力,从而使左心室回心血量及射血能力发生变化,因此左、右心室在功能上是相互依赖的。

当各种原因造成体循环重度淤血,右心室前/后负荷迅速增加,或原有的异常负荷在某种诱因下突然加重,以及右心室急性缺血功能障碍时,均可出现急性右心衰竭。临床常见如前负荷增加的急性水钠潴留、三尖瓣大量反流,后负荷增加的急性肺栓塞、慢性肺动脉高压急性加重,急性左心衰竭致肺循环阻力明显升高,以及右心功能受损的急性右心室心肌梗死等。急性右心衰竭发生时肺动脉楔压和左心房舒张末压可正常或升高,多数出现右心室肥厚和扩张,当超出心室代偿功能时(右心室心肌梗死则为右心室本身功能下降),右心室舒张末期压和右心房舒张末压明显升高,表现为体循环淤血的体征,扩大的右心室还可压迫左心室造成心排血量逐渐下降,重症患者常低于正常的 50% 以下,同时体循环血压下降,收缩压常降至 12.00～13.33 kPa(90～100 mmHg)或更低,脉压变窄,组织灌注不良,甚至会出现周围性发绀。对于心脏移植的患者,术前均存在严重的心力衰竭,肺动脉压力可有一定程度的升高,受体心脏(尤其是右心室)已对其产生了部分代偿能力,而供体是一个完全正常的心脏,当开始工作时右心室对增加的后负荷无任何适应性,加之离体心脏的损伤,体外循环对心肌、肺血管的影响等,也可引起植入心脏不适应而出现绝对或相对的肺动脉高压、肺血管高阻力而发生右心衰竭。

三、临床表现

(一)症状

1.胸闷气短,活动耐量下降

可由于肺通气/血流比例失调、低氧血症造成,多见于急性肺栓塞、肺源性心脏病等。

2.上腹部胀痛

上腹部胀痛是右心衰竭较早的症状。常伴有食欲缺乏、恶心、呕吐,此多由于肝、脾及胃肠道淤血所引起,腹痛严重时可被误诊为急腹症。

3.周围性水肿

右心衰竭早期,由于体内先有水钠潴留,故在水肿出现前先有体重的增加,随后可出现双下肢、会阴及腰骶部等下垂部位的凹陷性水肿,重症者可波及全身。

4.胸腔积液

急性右心衰竭时,由于静脉压的急剧升高,常出现胸腔积液及腹水,一般为漏出液。胸腔积液可同时见于左、右两侧胸腔,但以右侧较多,其原因不甚明了。由于壁层胸膜静脉回流至腔静脉,脏层胸膜静脉回流至肺静脉,因而胸腔积液多见于全心衰竭者。腹水大多发生于晚期,由心源性肝硬化所致。

5.发绀

右心衰竭者可有不同程度的发绀,最早见于指端、口唇和耳郭,较左心衰竭者明显。其原因除血液中血红蛋白在肺部氧合不全外,常因血流缓慢,组织从毛细血管中摄取较多的氧而使血液中还原血红蛋白增加(周围型发绀)。严重贫血者发绀可不明显。

6.神经系统症状

可有神经过敏、失眠、嗜睡等症状,重者可发生精神错乱。此可能由于脑出血、缺氧或电解质紊乱等原因引起。

7.不同原发病各自的症状

如急性肺栓塞可有呼吸困难、胸痛、咯血、血压下降;右心室心肌梗死可有胸痛;慢性肺源性心脏病可有咳嗽、咳痰、发热;瓣膜病可有活动耐力下降等。

(二)体征

1.皮肤及巩膜黄染

长期慢性肝淤血缺氧,可引起肝细胞变性、坏死、最终发展为心源性肝硬化,肝功能呈现不正常,胆红素异常升高并出现黄疸。

2.颈静脉怒张

颈静脉怒张是右心衰竭的一个较明显征象。其出现常较皮下水肿或肝大早,同时可见舌下、手臂等浅表静脉异常充盈,压迫充血肿大的肝脏时,颈静脉怒张更加明显,此称肝-颈静脉回流征阳性。

3.心脏体征

主要为原有心脏病表现,由于右心衰竭常继发于左心衰竭,因而左、右心均可扩大。右心室扩大引起三尖瓣关闭不全时,三尖瓣听诊可听到吹风性收缩期杂音,剑突下可有收缩期抬举性搏动。肺动脉压升高时可出现肺动脉瓣区第二心音增强及分裂,有响亮收缩期喷射性杂音伴震颤,可有舒张期杂音,心前区可有奔马律,可有阵发性心动过速、心房扑动或心房颤动等心律失常。由左心衰竭引起的肺淤血症状和肺动脉瓣区第二心音亢进,可因右心衰竭的出现而减轻。

4.胸腔积液、腹水

可有单侧或双侧下肺呼吸音减低,叩诊呈浊音;腹水征可为阳性。

5.肝脾大

肝脏肿大、质硬并有压痛。若有三尖瓣关闭不全并存,触诊肝脏可感到有扩张性搏动。

6.外周水肿

由于体内水钠潴留,可于下垂部位如双下肢、会阴及腰骶部等出现凹陷性水肿。

7.发绀

慢性右心衰竭急性加重时,常因基础病的不同存在发绀,甚至可有杵状指。

四、实验室检查

(一)血常规

血常规缺乏特异性。长期缺氧者可有红细胞、血红蛋白的升高,白细胞计数可正常或增高。

(二)血生化

血清谷丙转氨酶及胆红素常升高,乳酸脱氢酶、肌酸激酶亦可增高,常伴有低蛋白血症、电解质紊乱等。

(三)凝血指标

血液多处于高凝状态,国际标准化比值可正常或缩短,急性肺栓塞时 D-二聚体明显升高。

(四)血气分析

动脉血氧分压、氧饱和度多降低,二氧化碳分压在急性肺栓塞时降低,在肺源性心脏病、先天性心脏病时可升高。

五、辅助检查

(一)心电图检查

心电图检查多显示右心房、右心室的增大或肥厚。此外还可见肺型 P 波、电轴右偏、右束支传导阻滞和 Ⅱ、Ⅲ、aVF 及右胸前导联 ST-T 改变。急性肺栓塞时心电图变化由急性右心室扩张所致,常显示电轴显著右偏,极度顺钟向转位。Ⅰ 导联 S 波深、ST 段呈 J 点压低,Ⅲ 导联 Q 波显著和 T 波倒置,呈 $S_I Q_{III} T_{III}$ 波形。aVF 和 Ⅲ 导联相似,aVR 导联 R 波常增高,右胸导联 R 波增高、T 波倒置。可出现房性或室性心律失常。急性右心室心肌梗死时右胸导联可有 ST 段抬高。

(二)胸部 X 线检查

急性右心衰竭 X 线表现的特异性不强,可具有各自基础病的特征。肺动脉高压时可有肺动脉段突出(>3 mm),右下肺动脉横径增宽(>15 mm),肺门动脉扩张与外围纹理纤细形成鲜明的对比或呈"残根状";右心房、右心室扩大,心胸比率增加,右心回流障碍致奇静脉和上腔静脉扩张。肺栓塞在起病 12～36 小时后肺部可出现肺下叶卵圆形或三角形浸润阴影,底部常与胸膜相连;也可有肋膈角模糊或胸腔积液阴影;膈肌提升及呼吸幅度减弱。

(三)超声心动图检查

急性右心衰竭时,超声心动图检查可发现右心室收缩期和舒张期超负荷,表现为右心室壁增厚及运动异常,右心排血量减少,右心室增大(右心室舒张末面积/左心室舒张末面积比值＞0.6），室间隔运动障碍，三尖瓣反流和肺动脉高压。常见的肺动脉高压征象有右心室肥厚和扩大，中心肺动脉扩张，肺动脉壁顺应性随压力的增加而下降，三尖瓣和肺动脉瓣反流。右心室心肌梗死除右心室腔增大外，常出现左心室后壁或下壁运动异常。心脏瓣膜病或扩张型心肌病引起慢性左心室扩张时，不能通过测定心室舒张面积比率评价右心室扩张程度。某些基础心脏病，如先心病、瓣膜病等心脏结构的异常，也可经超声心动图明确诊断。

（四）其他检查

肺部放射性核素通气/灌注扫描显示不匹配及肺血管增强 CT 对肺栓塞的诊断有指导意义。CT 检查亦可帮助鉴别心肌炎、心肌病、慢性阻塞性肺疾病等疾病，是临床常用的检查方法。做选择性肺动脉造影可准确地了解栓塞所在部位和范围，但此检查属于有创检查，存在一定的危险，只宜在有条件的医院及考虑手术治疗的患者中做术前检查。

六、鉴别诊断

急性右心衰竭是一组较为常见的临床综合征，包括腹胀、肝脾大、胸腔积液、腹水、下肢水肿等。由于病因的不同，其主要表现存在一定的差异。除急性右心衰竭表现外，如突然发病、呼吸困难、窒息、心悸、发绀、剧烈胸痛、晕厥和休克，尤其是发生于长期卧床或手术后的患者，应考虑大块肺动脉栓塞引起急性肺源性心脏病的可能；如胸骨后呈压窄性或窒息性疼痛并放射至左肩、左臂，一般无咯血，心电图有右心导联 ST-T 特征性改变，伴心肌酶学或特异性标志物的升高，应考虑急性右心室心肌梗死；如既往有慢性支气管炎、肺气肿病史，此次为各种诱因病情加重，应考虑慢性肺源性心脏病急性发作；如结合体格检查及超声心动图资料，发现有先天性心脏病或瓣膜病证据，应考虑为原有基础心脏病所致。限制型心肌病或缩窄性心包炎等疾病由于心室舒张功能下降或心室充盈受限，使得静脉回流障碍，在肺静脉压升高的同时体循环重度淤血，某些诱因下（如入量过多或出量不足）可出现肝脾大、下肢水肿等症状，也应与急性右心衰竭相鉴别。

七、治疗

（一）一般治疗

应卧床休息及吸氧，并严格限制入液量。若急性心肌梗死或肺栓塞剧烈胸痛时，可给予吗啡 3～5 mg 静脉推注或罂粟碱 30～60 mg 皮下或肌内注射以止痛及解痉。存在低蛋白血症时，应静脉输入清蛋白治疗，同时注意纠正电解质及酸碱平衡紊乱。

(二)强心治疗

心力衰竭时应使用直接加强心肌收缩力的洋地黄类药物,如快速作用的去乙酰毛花苷注射液 0.4 mg 加入 5％的葡萄糖溶液 20 mL 中,缓慢静脉注射,必要时 2～4 小时再给 0.2～0.4 mg;同时可给予地高辛 0.125～0.25 mg,每天 1 次治疗。

(三)抗休克治疗

出现心源性休克症状时可应用直接兴奋心脏 β 肾上腺素受体,增强心肌收缩力和每搏输出量的药物,如多巴胺 20～40 mg 加入 200 mL 5％葡萄糖溶液中静脉滴注,或 2～10 μg/(kg·min)以微量泵静脉维持输入,依血压情况逐渐调整剂量;也可用多巴酚丁胺 2.5～15 μg/(kg·min)微量泵静脉输入或滴注。

(四)利尿治疗

急性期多应用袢利尿剂,如呋塞米(速尿)20～80 mg、布美他尼(丁尿胺)1～3 mg、托拉塞米(特苏尼)20～60 mg 等静脉推注以减轻前负荷,并每天口服上述药物辅助利尿。同时可服用有醛固酮拮抗作用的保钾利尿剂,如螺内酯(安体舒通)20 mg,每天 3 次,以加强利尿效果,减少电解质紊乱。症状稳定后可应用噻嗪类利尿剂,如氢氯噻嗪 50～100 mg 与上述袢利尿剂隔天交替口服,减少耐药性。

(五)扩血管治疗

应从小剂量起谨慎应用,以免引起低血压。若合并左心衰竭,可应用硝普钠 6.25 μg/min 起微量泵静脉维持输入,依病情及血压数值逐渐调整剂量,起到同时扩张小动脉和静脉的作用,有效地减低心室前、后负荷;合并急性心肌梗死可应用硝酸甘油 5～10 μg/min 或硝酸异山梨酯 50～100 μg/min 静脉滴注或微量泵维持输入,以扩张静脉系统,降低心脏前负荷。口服硝酸酯类或血管紧张素转化酶抑制剂等药物也可根据病情适当加用,剂量依个体调整。

(六)保肝治疗

对于肝脏淤血肿大、肝功能异常伴黄疸或腹水的患者,可应用还原型谷胱甘肽 600 mg 加入 250 mL 5％葡萄糖溶液中每天 2 次静脉滴注,或多烯磷脂酰胆碱(易善复)465 mg(10 mL)加入 250 mL 5％葡萄糖溶液中每天 1～2 次静脉滴注,可同时静脉注射维生素 C 5～10 g,每天 1 次,并辅以口服葡醛内酯(肝太乐)、肌苷等药物,加强肝脏保护作用,逆转肝细胞损害。

(七)针对原发病的治疗

由于引起急性右心衰竭的原发疾病各不相同,治疗时需有一定的针对性。如急性肺栓塞应考虑组织型纤溶酶原激活物或尿激酶溶栓及抗凝治疗,必要时行急诊介入或外科手术;特发性肺动脉高压应考虑前列环素、内皮素-1 受体阻滞剂、磷酸二酯酶抑制剂、一氧化氮吸入等针对性降低肺动脉压及扩血管治疗;急性右心室心肌梗死应考虑急诊介入或组织型纤溶酶原激活物、尿激酶溶栓治疗;慢性肺源性心脏病急性发作应考虑抗感染及改善通气、稀释痰液等治疗;先心病、瓣膜性心脏病应考虑在心力衰竭症状改善后进一步行外科手术治疗;心脏移植患者,术前应严格评价血流动力学监测指标,判断肺血管阻力及经扩血管治疗的可逆性,并要求术前肺血管处于最大限度的舒张状态,术后长时间应用血管活性药物,如前列环素等。

总之,随着诊断及治疗水平的提高,急性右心衰竭已在临床工作中得到广泛认识,且治疗效果明显改善,对患者整体病情的控制起到了一定的帮助。

第·四·章

呼吸系统急危重症

第一节 重症哮喘

　　支气管哮喘(简称哮喘)是常见的慢性呼吸道疾病之一,近年来其患病率在全球范围内有逐年增加的趋势,参照全球哮喘防治创议和我国 2008 年版支气管哮喘防治指南,将定义重新修订为哮喘是由多种细胞包括气道的炎性细胞和结构细胞(如嗜酸性粒细胞、肥大细胞、T 细胞、中性粒细胞、平滑肌细胞、气道上皮细胞等)及细胞组分参与的气道慢性炎症性疾病。这种慢性炎症导致气道高反应性,通常出现广泛多变的可逆性气流受限,并引起反复发作性的喘息、气急、胸闷或咳嗽等症状,常在夜间和(或)清晨发作、加剧,多数患者可自行缓解或经治疗缓解。如果哮喘急性发作,虽经积极吸入糖皮质激素($\leqslant 1\ 000\ \mu g/d$)和应用长效 β_2 受体激动剂或茶碱类药物治疗数小时,病情不缓解或继续恶化;或哮喘呈暴发性发作,哮喘发作后短时间内即进入危重状态,则称为重症哮喘。如病情不能得到有效控制,可迅速发展为呼吸衰竭而危及生命,故需住院治疗。

一、病因和发病机制

(一)病因

　　哮喘的病因还不十分清楚,目前认为同时受遗传因素和环境因素的双重影响。

(二)发病机制

　　哮喘的发病机制不完全清楚,可能是免疫-炎症反应、神经机制和气道高反应性及其之间的相互作用。重症哮喘目前已经基本明确的发病因素主要有以下几种。

1.诱发因素的持续存在

诱发因素的持续存在使机体持续地产生抗原-抗体反应,发生气道炎症、气道高反应性和支气管痉挛,在此基础上,支气管黏膜充血水肿,大量黏液分泌并形成黏液栓,阻塞气道。

2.呼吸道感染

细菌、病毒及支原体等的感染可引起支气管黏膜充血肿胀及分泌物增加,加重气道阻塞;某些微生物及其代谢产物还可以作为抗原引起免疫-炎症反应,使气道高反应性加重。

3.糖皮质激素使用不当

长期使用糖皮质激素常常伴有下丘脑-垂体-肾上腺皮质轴功能抑制,突然减量或停用,可造成体内糖皮质激素水平的突然降低,造成哮喘的恶化。

4.脱水、痰液黏稠、电解质紊乱

哮喘急性发作时,呼吸道丢失水分增加、多汗造成机体脱水,痰液黏稠不易咳出而阻塞大、小气道,加重呼吸困难,同时由于低氧血症可使无氧酵解增加,酸性代谢产物增加,合并代谢性酸中毒,使病情进一步加重。

5.精神心理因素

许多学者提出心理社会因素通过对中枢神经、内分泌和免疫系统的作用而导致哮喘发作,是使支气管哮喘发病率和死亡率升高的一个重要因素。

二、病理生理

重症哮喘的支气管黏膜充血水肿、分泌物增多甚至形成黏液栓,以及气道平滑肌的痉挛导致呼吸道阻力在吸气和呼气时均明显升高,小气道阻塞,肺泡过度充气,肺内残气量增加,加重吸气肌肉的负荷,降低肺的顺应性,内源性呼气末正压增大,导致吸气功耗增大。小气道阻塞,肺泡过度充气,相应区域毛细血管的灌注减低,引起肺通气/血流比例的失调,患者常出现低氧血症,多数患者表现为过度通气,通常 $PaCO_2$ 降低,若 $PaCO_2$ 正常或升高,应警惕呼吸衰竭的可能性或是否已经发生了呼吸衰竭。重症哮喘患者,若气道阻塞不迅速解除,潮气量将进行性下降,最终将会发生呼吸衰竭。哮喘发作持续不缓解,也可能出现血液循环的紊乱。

三、临床表现

(一)症状

重症哮喘患者常出现极度严重的呼气性呼吸困难,被迫采取坐位或端坐呼吸,干咳或咳大量白色泡沫痰,不能讲话、紧张、焦虑、恐惧、大汗淋漓。

(二)体征

患者常出现呼吸浅快,呼吸频率>30次/分,可有三凹征,呼气期两肺满布哮鸣音,也可哮鸣音不出现,即所谓的"寂静胸",心率增快(>120次/分),可有血压下降,部分患者出现奇脉、胸腹反常运动、意识障碍,甚至昏迷。

四、实验室检查和其他检查

(一)痰液检查

哮喘患者痰涂片显微镜下可见到较多嗜酸性粒细胞、脱落的上皮细胞。

(二)呼吸功能检查

哮喘发作时,呼气流速指标均显著下降,第1秒用力呼气容积、第1秒用力呼气容积占用力肺活量百分率及呼气峰值流速均减少。肺容量指标可见用力肺活量减少、残气量增加、功能残气量和肺总量增加,残气量占肺总量百分比增高。大多数成人哮喘患者呼气峰值流速<50%预计值则提示重症发作,呼气峰值流速<33%预计值提示危重或致命性发作,需做血气分析检查以监测病情。

(三)血气分析

由于气道阻塞且通气分布不均,通气/血流比例失衡,大多数重症哮喘患者有低氧血症,PaO_2<8.0 kPa(60 mmHg),少数患者 PaO_2<6.0 kPa(45 mmHg),过度通气可使 $PaCO_2$ 降低,pH 上升,表现为呼吸性碱中毒;若病情进一步发展,气道阻塞严重,可有缺氧及二氧化碳潴留,$PaCO_2$ 上升,血 pH 下降,出现呼吸性酸中毒;若缺氧明显,可合并代谢性酸中毒。$PaCO_2$ 正常往往是哮喘恶化的指标,高碳酸血症是哮喘危重的表现,需给予足够的重视。

(四)胸部 X 线检查

早期哮喘发作时可见两肺透亮度增强,呈过度充气状态,并发呼吸道感染时可见肺纹理增加及炎性浸润阴影。重症哮喘要注意气胸、纵隔气肿及肺不张等并发症的存在。

(五)心电图检查

重症哮喘患者心电图常表现为窦性心动过速、电轴右偏,偶见肺性 P 波。

五、诊断

(一)哮喘的诊断标准

(1)反复发作喘息、气急、胸闷或咳嗽,多与接触变应原、冷空气、物理、化学性刺激,以及病毒性上呼吸道感染、运动等有关。

(2)发作时双肺可闻及散在或弥漫性、以呼气相为主的哮鸣音,呼气相延长。

(3)上述症状和体征可经治疗缓解或自行缓解。

(4)除外其他疾病所引起的喘息、气急、胸闷和咳嗽。

(5)临床表现不典型者(如无明显喘息或体征),应至少具备以下1项试验阳性:①支气管激发试验或运动激发试验阳性。②支气管舒张试验阳性,第1秒用呼气容积增加≥12%,且第1秒用呼气容积增加绝对值≥200 mL。③呼气峰值流速日内(或2周)变异率≥20%。

符合(1)~(4)条或(4)~(5)条者,可以诊断为哮喘。

(二)哮喘的分期及分级

根据临床表现哮喘可分为急性发作期、慢性持续期和临床缓解期。急性发作是指喘息、气促、咳嗽、胸闷等症状突然发生,或原有症状急剧加重,常有呼吸困难,以呼气流量降低为其特征,常因接触变应原、刺激物或呼吸道感染诱发。哮喘急性发作时病情严重程度可分为轻度、中度、重度、危重4级(表4-1)。

表 4-1 哮喘急性发作时病情严重程度的分级

临床特点	轻度	中度	重度	危重
气短	步行、上楼时	稍事活动	休息时	
体位	可平卧	喜坐位	端坐呼吸	
谈话方式	连续成句	常有中断	仅能说出字和词	不能说话
精神状态	可有焦虑或尚安静	时有焦虑或烦躁	常有焦虑、烦躁	嗜睡、意识模糊
出汗	无	有	大汗淋漓	
呼吸频率	轻度增加	增加	>30 次/分	
辅助呼吸肌活动及三凹征	常无	可有	常有	胸腹矛盾运动
哮鸣音	散在,呼气末期	响亮、弥漫	响亮、弥漫	减弱,甚至消失
脉率	<100 次/分	100~120 次/分	>120 次/分	脉率变慢或不规则

临床特点	轻度	中度	重度	危重
奇脉(深吸气时收缩压下降)	无,<1.33 kPa (10 mmHg)	可有,1.33~3.33 kPa (10~25 mmHg)	常有,>3.33 kPa (25 mmHg)	无
使用 β₂ 受体激动剂后呼气峰值流速占预计值或个人最佳值	>80%	60%~80%	<60% 或<100 L/min 或作用时间 <2 小时	
PaO₂(吸空气)	正常	≥8.00 kPa (60 mmHg)	<8.00 kPa (60 mmHg)	<8.00 kPa (60 mmHg)
PaCO₂	<6.00 kPa (45 mmHg)	≤6.00 kPa (45 mmHg)	>6.00 kPa (45 mmHg)	>6.00 kPa (45 mmHg)
SaO₂ (吸空气)	>95%	91%~95%	≤90%	≤90%
pH				降低

注:(mmHg)×0.133=(kPa)

六、鉴别诊断

(一)左心衰竭引起的喘息样呼吸困难

(1)患者多有高血压、冠状动脉粥样硬化性心脏病、风湿性心脏病和二尖瓣狭窄等病史和体征。

(2)阵发性咳嗽,咳大量粉红色泡沫痰,两肺可闻及广泛的湿啰音和哮鸣音,左心室扩大,心率增快,心尖部可闻及奔马律。

(3)胸部 X 线及心电图检查符合左心病变特点。

(4)鉴别困难时,可雾化吸入 β₂ 受体激动剂或静脉注射氨茶碱缓解症状后,进一步检查,忌用肾上腺素或吗啡,以免造成危险。

(二)慢性阻塞性肺疾病

(1)中老年人多见,起病缓慢、病程较长,多有长期吸烟或接触有害气体的病史。

(2)慢性咳嗽、咳痰,晨间咳嗽明显,气短或呼吸困难逐渐加重。有肺气肿体征,两肺可闻及湿啰音。

（3）慢性阻塞性肺疾病急性加重期和哮喘区分有时十分困难，用支气管扩张药和口服或吸入激素做治疗性试验可能有所帮助。慢性阻塞性肺疾病也可与哮喘合并同时存在。

（三）上气道阻塞

（1）呼吸道异物者有异物吸入史。

（2）中央型支气管肺癌、气管支气管结核、复发性多软骨炎等气道疾病，多有相应的临床病史。

（3）上气道阻塞一般出现吸气性呼吸困难。

（4）胸部 X 线、CT、痰液细胞学或支气管镜检查有助于诊断。

（5）平喘药物治疗效果不佳。

此外，应和变态反应性肺浸润、自发性气胸等相鉴别。

七、急诊处理

哮喘急性发作的治疗取决于发作的严重程度及对治疗的反应。对于具有哮喘相关死亡高危因素的患者，应给予高度重视。高危患者包括：①曾经有过气管插管和机械通气的濒于致死性哮喘病史者。②在过去 1 年中因为哮喘而住院或看急诊者。③正在使用或最近刚刚停用口服糖皮质激素者。④目前未使用吸入糖皮质激素者。⑤过分依赖速效 β_2 受体激动剂，特别是每月使用沙丁胺醇（或等效药物）超过 1 支的患者。⑥有心理疾病或社会心理问题，包括使用镇静药者。⑦有对哮喘治疗不依从的历史的患者。

（一）轻度和部分中度急性发作哮喘患者可在家庭中或社区中治疗

治疗措施主要为重复吸入速效 β_2 受体激动剂，在第 1 小时每次吸入沙丁胺醇 $100\sim200~\mu g$ 或特布他林 $250\sim500~\mu g$，必要时每 20 分钟重复 1 次，随后根据治疗反应，轻度调整为 $3\sim4$ 小时再用 $2\sim4$ 喷，中度 $1\sim2$ 小时用 $6\sim10$ 喷。如果对吸入性 β_2 受体激动剂反应良好（呼吸困难显著缓解，呼气峰值流速占预计值 $>80\%$ 或个人最佳值，且疗效维持 $3\sim4$ 小时），通常不需要使用其他药物。如果治疗反应不完全，尤其是在控制性治疗的基础上发生的急性发作，应尽早口服糖皮质激素（泼尼龙 $0.5\sim1~mg/kg$ 或等效剂量的其他激素），必要时到医院就诊。

（二）部分中度和所有重度急性发作均应到急诊室或医院治疗

1.联合雾化吸入 β_2 受体激动剂和抗胆碱能药物

β_2 受体激动剂通过对气道平滑肌和肥大细胞等细胞膜表面的 β_2 受体的作

用,舒张气道平滑肌、减少肥大细胞脱颗粒和介质的释放等,缓解哮喘症状。重症哮喘时应重复使用速效 β_2 受体激动剂,推荐初始治疗时连续雾化给药,随后根据需要间断给药(6 次/天)。雾化吸入抗胆碱药物,如溴化异丙托品(常用剂量为 $50\sim125~\mu g$,3～4 次/天)、溴化氧托品等可阻断节后迷走神经传出支,通过降低迷走神经张力而舒张支气管,与 β_2 受体激动剂联合使用具有协同、互补作用,能够取得更好的支气管舒张作用。

2.静脉使用糖皮质激素

糖皮质激素是最有效的控制气道炎症的药物,重度哮喘发作时应尽早静脉使用糖皮质激素,特别是对吸入速效 β_2 受体激动剂初始治疗反应不完全或疗效不能维持者。如静脉及时给予琥珀酸氢化可的松(400～1 000 mg/d)或甲泼尼龙(80～160 mg/d),分次给药,待病情得到控制和缓解后,改为口服给药(如静脉使用激素 2～3 天,继之以口服激素 3～5 天)。静脉给药和口服给药的序贯疗法有可能减少激素用量和不良反应。

3.静脉使用茶碱类药物

茶碱具有舒张支气管平滑肌作用,并具有强心、利尿、扩张冠状动脉、兴奋呼吸中枢和呼吸肌等作用。临床上在治疗重症哮喘时静脉使用茶碱类药物作为症状缓解药。静脉注射氨茶碱[首次剂量为 4～6 mg/kg,注射速度不宜超过 $0.25~mg/(kg \cdot min)$,静脉滴注维持剂量为 $0.6\sim0.8~mg/(kg \cdot h)$],氨茶碱可引起心律失常、血压下降,甚至死亡,其有效、安全的血药浓度范围应在 $6\sim15~\mu g/mL$,在有条件的情况下应监测其血药浓度,及时调整浓度和滴速。发热、妊娠、抗结核治疗可以降低氨茶碱的血药浓度;而肝疾病、充血性心力衰竭,以及合用西咪替丁(甲氰咪胍)、喹诺酮类、大环内酯类药物等可影响氨茶碱代谢而使其排泄减慢,增加氨茶碱的毒性作用,应引起重视,并酌情调整剂量。

4.静脉使用 β_2 受体激动剂

平喘作用较为迅速,但因全身不良反应的发生率较高,国内较少使用。

5.氧疗

使 $SaO_2 \geqslant 90\%$,吸氧浓度一般 30% 左右,必要时增加至 50%,如有严重的呼吸性酸中毒和肺性脑病,吸氧浓度应控制在 30% 以下。

6.气管插管机械通气

重度和危重哮喘急性发作经过氧疗、全身应用糖皮质激素、β_2 受体激动剂等治疗,临床症状和肺功能无改善,甚至继续恶化,应及时给予机械通气治疗,其指征主要包括意识改变、呼吸肌疲劳、$PaCO_2 \geqslant 6.0~kPa$(45 mmHg)等。可先采用经鼻(面)罩无创机械通气,若无效应及早行气管插管机械通气。哮喘急性发作机械通气需要较高的吸气压,可使用适当水平的呼气末正压治疗。如果需要过高的气道峰压和平台压才能维持正常通气容积,可试用允许性高碳酸血症通气策略以减少呼吸机相关肺损伤。

第二节　重症肺炎

肺炎是指终末气道、肺泡和肺间质的炎症,可由病原微生物、理化因素、免疫损伤、过敏及药物所致。细菌性肺炎是最常见的肺炎,也是最常见的感染性疾病之一。

目前肺炎按患病环境分成社区获得性肺炎(community-acquired pneumonia,CAP)和医院获得性肺炎(hospital-acquired pneumonia,HAP)。CAP是指在医院外患的感染性肺实质炎症,包括具有明确潜伏期的病原体感染而在入院后平均潜伏期内发病的肺炎。HAP是指患者入院时不存在,也不处于潜伏期,而于入院48小时后在医院(包括老年护理院、康复院等)内发生的肺炎。HAP还包括呼吸机相关性肺炎和卫生保健相关性肺炎。CAP和HAP年发病率分别为12/1 000和5/1 000～10/1 000,近年来发病率有增加的趋势。肺炎病死率门诊肺炎患者为1%～5%,住院患者平均为12%,入住重症监护病房者约为40%。发病率和病死率高的原因与社会人口老龄化、吸烟、伴有基础疾病和免疫功能低下有关,如慢性阻塞性肺疾病、心力衰竭、肿瘤、糖尿病、尿毒症、神经疾病、药瘾、嗜酒、艾滋病、久病体衰、大型手术、应用免疫抑制剂和器官移植等。此外,亦与病原体变迁、耐药菌增加、HAP发病率增加、病原学诊断困难、不合理使用抗生素和部分人群贫困化加剧等有关。

重症肺炎至今仍无普遍认同的定义,需入住重症监护病房者可认为是重症肺炎。目前一般认为,如果肺炎患者的病情严重到需要通气支持(急性呼吸衰竭、严重气体交换障碍伴高碳酸血症或持续低氧血症)、循环支持(血流动力学障碍、外周低灌注)及加强监护治疗(肺炎引起的脓毒症或基础疾病所致的其他器官功能障碍)时可称为重症肺炎。

一、病因和发病机制

正常的呼吸道免疫防御机制(支气管内黏液-纤毛运载系统、肺泡巨噬细胞等细胞防御的完整性等)使气管隆凸以下的呼吸道保持无菌。是否发生肺炎决定于两个因素:病原体和宿主因素。如果病原体数量多,毒力强和(或)宿主呼吸道局部和全身免疫防御系统损害,即可发生肺炎。病原体可通过下列途径引起社区获得性肺炎:①空气吸入;②血行播散;③邻近感染部位蔓延;④上呼吸道定植菌的误吸。医院获得性肺炎还可通过误吸胃肠道的定植菌(胃食管反流)和通过人工气道吸入环境中的致病菌引起。病原体直接抵达下呼吸道后,滋生繁殖,引起肺泡毛细血管充血、水肿,肺泡内纤维蛋白渗出及细胞浸润。

二、诊断

(一)临床表现特点

1.社区获得性肺炎

(1)新近出现的咳嗽、咳痰或原有呼吸道疾病症状加重,并出现脓性痰,伴或不伴胸痛。

(2)发热。

(3)肺实变体征和(或)闻及湿性啰音。

(4)白细胞计数$>10\times10^9/L$或$<4\times10^9/L$,伴或不伴细胞核左移。

(5)胸部 X 线检查显示片状、斑片状浸润性阴影或间质性改变,伴或不伴胸腔积液。

以上(1)～(4)项中任何 1 项加第(5)项,除外非感染性疾病可作出诊断。CAP 常见病原体为肺炎链球菌、支原体、衣原体、流感嗜血杆菌和呼吸病毒(甲型和乙型流感病毒、腺病毒、呼吸道合胞病毒和副流感病毒)等。

2.医院获得性肺炎

住院患者 X 线检查出现新的或进展的肺部浸润影加上下列 3 个临床症候中的 2 个或以上可以诊断为肺炎:①发热超过 38 ℃。②血白细胞计数增多或减少。③脓性气道分泌物。

HAP 的临床表现、实验室和影像学检查特异性低,应注意与肺不张、心力衰竭、肺水肿、基础疾病肺侵犯、药物性肺损伤、肺栓塞和急性呼吸窘迫综合征等相鉴别。无感染高危因素患者的常见病原体依次为肺炎链球菌、流感嗜血杆菌、金黄色葡萄球菌、大肠埃希菌、肺炎克雷伯杆菌等;有感染高危因素患者为金黄色葡萄球菌、铜绿假单胞菌、肠杆菌属、肺炎克雷伯杆菌等。

(二)重症肺炎的诊断标准

不同国家制定的重症肺炎的诊断标准有所不同,各有优缺点,但一般均注重对客观生命体征、肺部病变范围、器官灌注和氧合状态的评估,临床医师可根据具体情况选用。以下列出目前常用的几项诊断标准。

1.中华医学会呼吸病学分会2006年颁布的重症肺炎诊断标准

(1)意识障碍。

(2)呼吸频率≥30次/分。

(3)PaO_2<8.0 kPa(60 mmHg)、氧合指数(PaO_2/FiO_2)<39.90 kPa(300 mmHg),需行机械通气治疗。

(4)动脉收缩压<12.0 kPa(90 mmHg)。

(5)并发脓毒性休克。

(6)X线胸片显示双侧或多肺叶受累,或入院48小时内病变扩大≥50%。

(7)少尿:尿量<20 mL/h,或<80 mL/4 h,或急性肾衰竭需要透析治疗。

符合以上任何1项或以上者可诊断为重症肺炎。

2.美国感染病学会和美国胸科学会2007年新修订的诊断标准

具有1项主要标准或3项或以上次要标准可认为是重症肺炎,需要入住重症监护病房。

(1)主要标准:①需要有创通气治疗。②脓毒性休克需要血管收缩剂。

(2)次要标准:①呼吸频率≥30次/分。②PaO_2/FiO_2≤250。③多叶肺浸润。④意识障碍/定向障碍;⑤尿毒症(血尿素氮≥7.14 mmol/L)。⑥白细胞计数减少(白细胞计数<4×10^9/L)。⑦血小板计数减少(血小板计数<10×10^9/L)。⑧低体温(<36 ℃)。⑨低血压需要紧急的液体复苏。

说明:①其他指标也可认为是次要标准,包括低血糖(非糖尿病患者)、急性酒精中毒/酒精戒断、低钠血症、不能解释的代谢性酸中毒或乳酸升高、肝硬化或无脾。②需要无创通气也可等同于次要标准的①和②。③白细胞计数减少仅为感染引起。

(三)严重度评价

评价肺炎病情的严重程度对于决定在门诊或入院治疗甚至重症监护病房治疗至关重要。肺炎临床的严重性决定于3个主要因素:局部炎症程度、肺部炎症的播散和全身炎症反应。除此之外,患者如有下列其他危险因素会增加肺炎的严重度和死亡危险。

1.病史

年龄>65岁;存在基础疾病或相关因素,如慢性阻塞性肺疾病、糖尿病、充血性心力衰竭、慢性肾功能不全、慢性肝病、1年内住过院、疑有误吸、神志异常、脾切除术后状态、长期嗜酒或营养不良。

2.体征

呼吸频率＞30 次/分;脉搏≥120 次/分;血压＜12.0/8.0 kPa(90/60 mmHg);体温≥40 ℃或≤35 ℃;意识障碍;存在肺外感染病灶如败血症、脑膜炎。

3.实验室和影像学异常

白细胞计数＞20×10^9/L 或＜4×10^9/L,或中性粒细胞计数＜1×10^9/L;呼吸空气时 PaO_2＜8.0 kPa(60 mmHg)、PaO_2/FiO_2＜39.9 kPa(300 mmHg),或 $PaCO_2$＞6.7 kPa(50 mmHg);血肌酐＞106 μmol/L 或血尿素氮＞7.1 mmol/L;血红蛋白＜90 g/L 或血细胞比容＜30％;血浆清蛋白＜25 g/L;败血症或弥散性血管内凝血的证据,如血培养阳性、代谢性酸中毒、凝血酶原时间和部分凝血活酶时间延长、血小板减少;X 线胸片显示病变累及一个肺叶以上,出现空洞,病灶迅速扩散或出现胸腔积液。

为使临床医师更精确地做出入院或门诊治疗的决策,近几年用评分方法作为定量的方法在临床上得到了广泛的应用。肺炎患者预后研究小组评分系统(表 4-2)是目前常用的评价 CAP 严重度及判断是否必须住院的评价方法,其也可用于预测 CAP 患者的病死率。其预测死亡风险分级如下:1～2 级,≤70 分,病死率 0.1％～0.6％;3 级,71～90 分,病死率 0.9％;4 级,91～130 分,病死率 9.3％;5 级,＞130 分,病死率27.0％。肺炎患者预后研究小组评分系统因可以避免过度评价肺炎的严重度而被推荐使用,即其可保证一些没必要住院的患者在院外治疗。

为避免评价 CAP 患者的严重度不足,可使用改良的重症肺炎标准:呼吸频率≥30 次/分,舒张压≤8.0 kPa(60 mmHg),血尿素氮＞6.8 mmol/L,意识障碍。四个因素中存在两个可确定患者的死亡风险更高。此标准因简单易用,且能较准确地确定 CAP 的预后而被广泛应用。

临床肺部感染积分(表 4-3)则主要用于 HAP 包括呼吸机相关性肺炎的诊断和严重度判断,也可用于监测治疗效果。此积分从 0～12 分,积分 6 分时一般认为有肺炎。

三、治疗

(一)临床监测

1.体征监测

监测重症肺炎的体征是一项简单、易行和有效的方法,患者往往有呼吸频率

和心率加快、发绀、肺部病变部位湿啰音等。目前多数指南都把呼吸频率加快
(≥30 次/分)作为重症肺炎诊断的主要或次要标准。意识状态也是监测的重
点,神志模糊、意识不清或昏迷提示重症肺炎可能性。

表 4-2　肺炎患者预后研究小组评分系统

患者特征	分值	患者特征	分值	患者特征	分值
年龄		脑血管疾病	10	实验室和放射学检查	
男性	−10	肾脏疾病	10	pH<7.35	30
女性	+10	体格检查		血尿素氮>11 mmol/L(>30 mg/dL)	20
住护理院		神志改变	20	Na+<130 mmol/L	20
并存疾病		呼吸频率>30 次/分	20	葡萄糖>14 mmol/L(>250 mg/dL)	10
肿瘤性疾病	30	收缩血压<12.0 kPa (90 mmHg)	20	血细胞比容<30%	10
肝脏疾病	20	体温<35 ℃或>40 ℃	15	PaO2<8.0 kPa(60 mmHg)	10
充血性心力衰竭	10	脉率>12 次/分	10	胸腔积液	10

表 4-3　临床肺部感染积分评分

参数	标准	分值
体温	≥36.5 ℃,≤38.4 ℃	0
	≥38.5~38.9 ℃	1
	≥39 ℃,或≤36 ℃	2
白细胞计数(×10⁹)	≥4.0,≤11.0	0
	<4.0,>11.0	1
	杆状核白细胞	2
气管分泌物	<14+吸引	0
	≥14+吸引	1
	脓性分泌物	2
氧合指数(PaO2/FiO2)	>240 或急性呼吸窘迫综合征	0
	≤240	2
胸部 X 线	无渗出	0
	弥漫性渗出	1
	局部渗出	2
半定量气管吸出物培养 (0,1+,2+,3+)	病原菌≤1+或无生长	0
	病原菌≥1+	1
	革兰氏染色发现与培养相同的病原菌	2

2.氧合状态和代谢监测

PaO_2、PaO_2/FiO_2、pH、混合静脉血氧分压、胃张力测定、血乳酸测定等都可对患者的氧合状态进行评估。单次的动脉血气分析一般仅反映患者瞬间的氧合情况;重症患者或有病情明显变化者,应进行多次血气分析或持续动脉血气监测。

3.胸部影像学监测

重症肺炎患者应进行一系列 X 线胸片监测,主要目的是及时了解患者的肺部病变是进展还是好转,是否合并有胸腔积液、气胸,是否发展为肺脓肿、急性呼吸窘迫综合征等。检查的频度应根据患者的病情而定,如要了解病变短期内是否增大,一般每 48 小时进行 1 次检查评价;如患者临床情况突然恶化(呼吸窘迫、严重低氧血症等),在不能除外合并气胸或进展至急性呼吸窘迫综合征时,应短期内复查;当患者病情明显好转及稳定时,一般可 10~14 天后复查。

4.血流动力学监测

重症肺炎患者常伴有脓毒症,可引起血流动力学的改变,故应密切监测患者的血压和尿量。这 2 项指标比较简单、易行,且非常可靠,应作为常规监测的指标。中心静脉压的监测可用于指导临床补液量和补液速度。部分重症肺炎患者可并发中毒性心肌炎或急性呼吸窘迫综合征,如临床上难于区分时,应考虑行漂浮导管检查。

5.器官功能监测

器官功能监测包括脑功能、心功能、肾功能、胃肠功能、血液系统功能等,进行相应的血液生化和功能检查。一旦发现异常,要积极处理,注意防止多器官功能障碍综合征的发生。

6.血液监测

血液监测包括外周血白细胞计数、C 反应蛋白、降钙素原、血培养等。

(二)抗生素治疗

经验性联合应用抗生素治疗重症肺炎的理论依据是联合应用能够覆盖可能的微生物并预防耐药的发生。对于铜绿假单胞菌肺炎,联合应用 β-内酰胺类和氨基糖苷类具有潜在的协同作用,优于单药治疗;然而氨基糖苷类抗生素的抗菌谱窄,毒性大,特别是对于老年患者,其肾损害的发生率比较高。临床应用氨基糖苷类时要注意其为浓度依赖性抗生素,一般要用足够剂量、提高峰药浓度以提高疗效,同时也应避免与毒性相关的谷浓度的升高。在监测药物的峰浓度时,庆大霉素和妥布霉素>7 μg/mL,或阿米卡星>28 μg/mL的效果较好。氨基糖苷类的另一个不足是对支气管分泌物的渗透性较差,仅能达到血药浓度的40%。此外,肺炎患者的支气管分泌物 pH 较低,在这种环境下许多抗生素活性都降低。因此,有时联合应用氨基糖苷类抗生素并不能增加疗效,反而增加了肾毒性。

目前对于重症肺炎,抗生素的单药治疗也已得到临床医师的重视。新的头孢菌素、碳青霉烯类、其他 β-内酰胺类和氟喹诺酮类抗生素由于抗菌效力强、广谱,并且耐细菌 β-内酰胺酶,故可用于单药治疗。即使对于重症 HAP,只要不是耐多药的病原体,如铜绿假单胞菌、不动杆菌和耐甲氧西林金黄色葡萄球菌等,仍可考虑抗生素的单药治疗。对重症呼吸机相关性肺炎有效的抗生素一般包括亚胺培南、美罗培南、头孢吡肟和哌拉西林/他唑巴坦。对于重症肺炎患者来说,临床上的初始治疗常联用多种抗生素,在获得细菌培养结果后,如果没有高度耐药的病原体,就可以考虑转为针对性的单药治疗。

临床上一般认为不适合单药治疗的情况包括:①可能感染革兰氏阳性菌、革兰氏阴性菌和非典型病原体的重症 CAP。②怀疑铜绿假单胞菌或肺炎克雷伯杆菌的菌血症。③可能是金黄色葡萄球菌和铜绿假单胞菌感染的 HAP。第三代头孢菌素不应用于单药治疗,因其在治疗中易诱导肠杆菌属细菌产生 β-内酰胺酶而导致耐药发生。

对于重症呼吸机相关性肺炎患者,如果为高度耐药病原体所致的感染,则联合治疗是必要的。目前有 3 种联合用药方案。①β-内酰胺类联合氨基糖苷类:在抗铜绿假单胞菌上有协同作用,但也应注意前面提到的氨基糖苷类的毒性作用。②2 个 β-内酰胺类联合使用:因这种用法会诱导出对两种药同时耐药的细菌,故虽然有过成功治疗的报道,仍不推荐使用。③β-内酰胺类联合氟喹诺酮类:虽然没有抗菌协同作用,但也没有潜在的拮抗作用;氟喹诺酮类对呼吸道分泌物穿透性很好,对其疗效有潜在的正面影响。

对于铜绿假单胞菌所致的重症肺炎,联合治疗往往是必要的。抗假单胞菌的 β-内酰胺类抗生素包括青霉素类的哌拉西林、阿洛西林、氨苄西林、替卡西林、阿莫西林;第三代头孢菌素类的头孢他啶、头孢哌酮;第四代头孢菌素类的头孢吡肟;碳青霉烯类的亚胺培南、美罗培南;单酰胺类的氨曲南(可用于青霉素类过敏的患者);β-内酰胺类/β-内酰胺酶抑制剂复合剂的替卡西林/克拉维酸钾、哌拉西林/他唑巴坦。其他的抗假单胞菌抗生素还有氟喹诺酮类和氨基糖苷类。

1.重症 CAP 的抗生素治疗

重症 CAP 患者的初始治疗应针对肺炎链球菌(包括耐药肺炎链球菌)、流感嗜血杆菌、军团菌和其他非典型病原体,某些有危险因素的患者还有可能为肠道革兰氏阴性菌属,包括铜绿假单胞菌的感染。无铜绿假单胞菌感染危险因素的 CAP 患者可使用 β-内酰胺类联合大环内酯类或氟喹诺酮类(如左氧氟沙星、加替沙星、莫西沙星等)。因目前为止还没有确立单药治疗重症 CAP 的方法,所以很难确定其安全性、有效性(特别是并发脑膜炎的肺炎)或用药剂量。可用于重症 CAP 并经验性覆盖耐药肺炎链球菌的 β-内酰胺类抗生素有头孢曲松、头孢噻肟、亚胺培南、美罗培南、头孢吡肟、氨苄西林/舒巴坦或哌拉西林/他唑巴坦。目前高达 40% 的肺炎链球菌对青霉素或其他抗生素耐药,其机制不是 β-内酰胺酶介导,而是青霉素结合蛋白的改变。虽然不少 β-内酰胺类和氟喹诺酮类抗生素对这些病原体有效,但对耐药肺炎链球菌肺炎并发脑膜炎的患者应使用万古霉素治疗。如果患者有假单胞菌感染的危险因素(如支气管扩张、长期使用抗生素、长期使用糖皮质激素),应联合使用抗假单胞菌抗生素并应覆盖非典型病原体,如环丙沙星加抗假单胞菌 β-内酰胺类,或抗假单胞菌 β-内酰胺类加氨基糖苷类加大环内酯类或氟喹诺酮类。

临床上选取任何治疗方案都应根据当地抗生素耐药的情况、流行病学和细菌培养及实验室结果进行调整。关于抗生素的治疗疗程目前也很少有资料可供参考,应考虑感染的严重程度,菌血症、多器官功能衰竭、持续性全身炎症反应和损伤等。一般来说,根据疾病的严重程度和宿主免疫抑制的状态,肺炎链球菌肺炎疗程为 7~10 天,军团菌肺炎的疗程需要 14~21 天。重症监护病房的大多数治疗都是通过静脉途径,但近期的研究表明只要病情稳定、没有发热,即使是危重患者,3 天静脉给药后亦可转为口服治疗,即序贯或转换治疗。转换为口服治疗的药物可选择氟喹诺酮类,因其生物利用度高,口服治疗也可达到同静脉给药一样的血药浓度。

由于嗜肺军团菌在重症 CAP 的相对重要性,应特别注意其治疗方案。虽然目前有很多体外有抗军团菌活性的药物,但在治疗效果上仍缺少前瞻性、随机对照研究的资料。回顾性的资料和长期临床经验支持使用红霉素 4 g/d 治疗住院的军团菌肺炎患者。多肺叶病变、器官功能衰竭或严重免疫抑制的患者,在治疗的前 3~5 天应加用利福平。其他大环内酯类(克拉霉素和阿奇霉素)也有效。除上述药物,可供选择的药物有氟喹诺酮类(环丙沙星、左氧氟沙星、加替沙星、莫西沙星)或多西环素。氟喹诺酮类在治疗军团菌肺炎的动物模型中特别有效。

2.重症 HAP 的抗生素治疗

HAP 应根据患者的情况和最可能的病原体而采取个体化治疗。对于早发的(住院 4 天内起病者)重症肺炎而没有特殊病原体感染危险因素者,应针对"常见病原体"治疗。这些病原体包括肺炎链球菌、流感嗜血杆菌、甲氧西林敏感的金黄色葡萄球菌和非耐药的革兰氏阴性细菌。抗生素可选择第二代、第三代、第四代头孢菌素,β-内酰胺类/β-内酰胺酶抑制剂复合剂,氟喹诺酮类或联用克林霉素和氨曲南。

对于任何时间起病、有特殊病原体感染危险因素的轻中症肺炎患者,有感染"常见病原体"和其他病原体危险者,应评估危险因素来指导治疗:如果有近期腹部手术或明确的误吸史,应注意厌氧菌,可在主要抗生素基础上加用克林霉素或单用 β-内酰胺类/β-内酰胺酶抑制剂复合剂;如果患者有昏迷或有头部创伤、肾衰竭或糖尿病史,应注意金黄色葡萄球菌感染,需针对性选择有效的抗生素;如果患者起病前使用过大剂量的糖皮质激素,或近期有抗生素使用史,或长期重症监护病房住院史,即使患者的 HAP 并不严重,也应经验性治疗耐药病原体。治疗方法是联用两种抗假单胞菌抗生素,如果气管抽吸物革兰氏染色见阳性球菌还需加用万古霉素(或可使用利奈唑胺或奎奴普丁/达福普汀)。所有的患者,特别是气管插管的重症监护病房患者,经验性用药必须持续到痰培养结果出来之后。如果无铜绿假单胞菌或其他耐药革兰氏阴性细菌感染,则可根据药敏情况使用单一药物治疗。非耐药病原体的重症 HAP 患者可用任何以下单一药物治疗:亚胺培南、美罗培南、哌拉西林/他唑巴坦或头孢吡肟。

重症监护病房中 HAP 的治疗也应根据当地抗生素敏感情况及当地经验和对某些抗生素的偏爱而调整。每个重症监护病房都有自己的微生物药敏情况,而且这种情况随时间而变化,因而有必要经常更新经验用药的策略。经验用药中另一个需要考虑的是"抗生素轮换"策略,它是指标准经验治疗过程中有意更改抗生素,使细菌暴露于不同的抗生素,从而减少抗生素耐药的选择性压力,达到减少耐药病原体感染发生率的目的。"抗生素轮换"策略目前仍在研究之中,还有不少问题未能明确,包括每个用药循环应该持续多久;应用什么药物进行循环;这种方法在内科和外科患者的有效性分别有多高;循环药物是否应该针对革兰氏阳性细菌同时也针对革兰氏阴性细菌等。

在某些患者中,雾化吸入局部治疗可用于弥补全身用药的不足。氨基糖苷类雾化吸入可能有一定的益处,但只用于革兰氏阴性细菌肺炎全身治疗无效者。多黏菌素雾化吸入也可用于耐药铜绿假单胞菌的感染。

对于初始经验治疗失败的患者,应该考虑其他感染性或非感染性的诊断,包括肺曲霉菌感染。对持续发热并有持续或进展性肺部浸润的患者,可经验性使用两性霉素 B。虽然传统上应使用开放肺活检来确定其最终诊断,但临床上是否活检仍应个体化。临床上还应注意其他的非感染性肺部浸润的可能性。

(三)支持治疗

支持治疗主要包括液体补充、血流动力学、通气和营养支持,起到稳定患者状态的作用,而更直接的治疗仍需要针对患者的基础病因。流行病学证据显示营养不良影响肺炎的发病和危重患者的预后。同样,临床资料也支持肠内营养可以预防肺炎的发生,特别是对于创伤的患者。对于严重脓毒症和多器官功能衰竭的分解代谢旺盛的重症肺炎患者,在起病 48 小时后应开始经肠内途径进行营养支持,一般把导管插入到空肠进行喂养以避免误吸;如果使用胃内喂养,最好是维持患者半卧体位以减少误吸的风险。

(四)胸部理疗

拍背、体位引流和振动可以促进黏痰排出的效果尚未被证实。胸部理疗广泛应用的局限在于:①其有效性未被证实,特别是不能减少患者的住院时间。②费用高,需要专人使用。③有时引起 PaO_2 的下降。目前的经验是胸部理疗对于脓痰过多(>30 mL/d)或严重呼吸肌疲劳不能有效咳嗽的患者是最为有用的,例如对囊性纤维化、慢性阻塞性肺疾病和支气管扩张的患者。

使用自动化病床的侧翻疗法,有时加以振动叩击,是一种有效预防外科创伤及内科患者肺炎的方法,但其地位仍不确切。

(五)促进痰液排出

雾化和湿化可降低痰的黏度,因而可改善不能有效咳嗽患者的排痰,然而雾化产生的大部分水蒸气都沉积在上呼吸道并引起咳嗽,一般并不影响痰的流体特性。目前很少有数据支持湿化能特异性地促进细菌清除或肺炎吸收的观点。乙酰半胱氨酸能破坏痰液的二硫键,有时也用于肺炎患者的治疗,但由于其刺激性因而在临床应用上受到一定限制。痰中的 DNA 增加了痰液黏度,重组的 DNA 酶能裂解 DNA,临床上已证实它在囊性纤维化患者中有助于改善症状和肺功能,但对肺炎患者其价值尚未被证实。支气管舒张药也能促进黏液排出和纤毛运动频率,对慢性阻塞性肺疾病合并肺炎的患者有效。

第三节　急性呼吸衰竭

一、病因和发病机制

急性呼吸衰竭是指患者既往无呼吸系统疾病，由于突发因素，在数秒或数小时内迅速发生呼吸抑制或呼吸功能衰竭；在海平面大气压、静息状态下呼吸空气时，由于通气和(或)换气功能障碍，导致缺氧伴或不伴二氧化碳潴留，产生一系列病理生理改变的紧急综合征。

病情危重时，因机体难以得到代偿，如不及时诊断，尽早抢救，会发生多器官功能损害，乃至危及生命。必须注意在实际临床工作中，经常会遇到在慢性呼吸衰竭的基础上，由于某些诱发因素而发生急性呼吸衰竭。

(一)急性呼吸衰竭分类

一般呼吸衰竭分为换气和通气功能衰竭两大类，亦有人分为 3 类，即再加上一个混合型呼吸衰竭。其标准如下。

换气功能衰竭(I型呼吸衰竭)以低氧血症为主，$PaO_2 < 8.0$ kPa(60 mmHg)，$PaCO_2 < 6.7$ kPa(50 mmHg)，$P_{(A-a)}O_2 > 3.3$ kPa(25 mmHg)，$PaO_2/PAO_2 < 0.6$。

通气功能衰竭(Ⅱ型呼吸衰竭)以高碳酸血症为主，$PaCO_2 > 6.7$ kPa(50 mmHg)，PaO_2 正常，$P_{(A-a)}O_2 < 3.3$ kPa(25 mmHg)，$PaO_2/PAO_2 > 0.6$。

混合型呼吸衰竭(Ⅲ型呼吸衰竭)：$PaO_2 < 8.0$ kPa(60 mmHg)，$PaCO_2 > 6.7$ kPa(50 mmHg)，$P_{(A-a)}O_2 > 3.3$ kPa(25 mmHg)。

急性肺损伤和急性呼吸窘迫综合征属于 I 型呼吸衰竭。

(二)急性呼吸衰竭的病因

可以引起急性呼吸衰竭的疾病很多，多数是呼吸系统的疾病。

1.各种导致气道阻塞的疾病

急性病毒或细菌性感染，或烧伤等物理化学性因子所引起的黏膜充血、水肿，造成上气道(指隆突以上至鼻的呼吸道)急性梗阻。异物阻塞也可以引起急性呼吸衰竭。

2.引起肺实质病变的疾病

感染性因子引起的肺炎为此类常见疾病。误吸胃内容物，淹溺或化学毒性物质以及某些药物,高浓度长时间吸氧也可引起吸入性肺损伤而发生急性呼吸衰竭。

3.肺水肿

(1)各种严重心脏病、心力衰竭引起的心源性肺水肿。

(2)非心源性肺水肿,有人称之为通透性肺水肿,如急性高山病、复张性肺水肿。急性呼吸窘迫综合征为此种肺水肿的代表。此类疾病可造成严重低氧血症。

4.肺血管疾病

肺血栓栓塞是引起急性呼吸衰竭的一种重要病因,还包括脂肪栓塞、气体栓塞等。

5.胸部疾病

如胸壁外伤、连枷胸、自发性气胸或创伤性气胸、大量胸腔积液等影响胸廓运动,从而导致通气减少或吸入气体分布不均,均有可能引起急性呼吸衰竭。

6.脑损伤

镇静药和对脑有毒性的药物,电解质平衡紊乱及酸、碱中毒,脑和脑膜感染,脑肿瘤,脑外伤等均可导致急性呼吸衰竭。

7.神经肌肉系统疾病

即便是气体交换的肺本身并无病变,因神经或肌肉系统疾病造成肺泡通气不足也可引发呼吸衰竭。如安眠药物或一氧化碳和有机磷等中毒,颈椎骨折损伤脊髓等直接或间接抑制呼吸中枢。也可因多发性神经炎、脊髓灰质炎等周围神经性病变,多发性肌炎、重症肌无力等肌肉系统疾病,造成肺泡通气不足而引发呼吸衰竭。

8.睡眠呼吸障碍

睡眠呼吸障碍表现为睡眠中呼吸暂停,频繁发生并且暂停时间显著延长,可引起肺泡通气量降低,导致缺氧和二氧化碳潴留。

二、病理生理

(一)肺泡通气不足

正常成人在静息时有效通气量约为 4 L/min,若单位时间内到达肺泡的新鲜空气量减少到正常值以下,则为肺泡通气不足。

由于每分钟肺泡通气量的下降,引起缺氧和二氧化碳潴留,PaO_2 下降,$PaCO_2$ 升高。同时,根据肺泡气公式:$PaO_2 = (PB - PH_2O) \cdot FiO_2 - PaCO_2/R$

（PaO_2，PB 和 PH_2O 分别表示肺泡气氧分压、大气压和水蒸气压力，FiO_2 代表吸入氧气浓度，R 代表呼吸商），由已测得的 $PaCO_2$ 值，就可推算出理论的肺泡气氧分压理论值。如 $PaCO_2$ 为 9.3 kPa（70 mmHg），PB 为 101.08 kPa（760 mmHg），37 ℃时 PH_2O 为 6.3 kPa（47 mmHg），R 一般为 0.8，则 PaO_2 理论值为 7.2 kPa（54 mmHg）。假若 $PaCO_2$ 的升高单纯因每分钟肺泡通气量下降引起，不存在影响气体交换肺实质病变的因素，则说明肺泡气与动脉血的氧分压差（$P_{(A-a)}O_2$）应该在正常范围，一般为 0.4~0.7 kPa（3~5 mmHg），均在 1.3 kPa（10 mmHg）以内。所以，当 $PaCO_2$ 为 9.3 kPa（70 mmHg）时，PaO_2 为 7.2 kPa（54 mmHg），动脉血氧分压应当在 6.7 kPa（50 mmHg）左右，则为高碳酸血症型的呼吸衰竭。

通气功能障碍分为阻塞性和限制性功能障碍。阻塞性通气功能障碍多由气道炎症、黏膜充血水肿等因素引起的气道狭窄。因气道阻力与管径大小呈负相关，故管径越小，阻力越大，肺泡通气量越小，此为阻塞性通气功能障碍缺氧和二氧化碳潴留的主要机制。限制性通气功能障碍主要机制则是胸廓或肺的顺应性降低导致的肺泡通气量不足，进而导致缺氧或合并二氧化碳潴留。

（二）通气/血流比例失调

肺泡的通气与其灌注周围的毛细血管血流的比例必须协调，才能保证有效的气体交换。正常肺泡每分通气量为 4 L，肺毛细血管血流量是 5 L，两者之比是 0.8。如肺泡通气量与血流量的比率＞0.8，示肺泡灌注不足，形成无效腔，此种无效腔效应多见于肺泡通气功能正常或增加，而肺血流减少的疾病（如换气功能障碍或肺血管疾病等），临床以缺氧为主。肺泡通气量与血流量的比率＜0.8，使肺动脉的混合静脉血未经充分氧合进入肺静脉，则形成肺内静脉样分流，多见于通气功能障碍，肺泡通气不足，临床以缺氧或伴二氧化碳潴留为主。通气/血流比例失调，是引起低氧血症最常见的病理生理学改变。

（三）肺内分流量增加（右到左的肺内分流）

在肺部疾病如肺水肿、急性呼吸窘迫综合征中，肺泡无气所致肺毛细血管混合静脉血未经气体交换，流入肺静脉引起右至左的分流增加。动、静脉分流使静脉血失去在肺泡内进行气体交换的机会，故 PaO_2 可明显降低，但不伴有 $PaCO_2$ 的升高，甚至因过度通气反而降低，至病程晚期才出现二氧化碳蓄积。另外用提高吸入氧气浓度的办法（氧疗）不能有效地纠正此种低氧血症。

（四）弥散功能障碍

肺在肺泡-毛细血管膜完成气体交换。它由六层组织构成，由内向外依次为:肺泡表面活性物质、肺泡上皮细胞、肺泡上皮细胞基膜、肺间质、毛细血管内皮细胞基膜和毛细血管内皮细胞。弥散面积减少(肺气肿、肺实变、肺不张)和弥散膜增厚(肺间质纤维化、肺水肿)是引起弥散量降低的最常见原因。因氧的弥散能力仅为二氧化碳的 1/20,故弥散功能障碍只产生单纯缺氧。由于正常人肺泡毛细血管膜的面积大约为 70 m²,相当于人体表面积的 40 倍,故人体弥散功能的储备巨大,虽是发生呼吸衰竭病理生理改变的原因之一,但常需与其他 3 种主要的病理生理学变化同时发生、参与才会出现低氧血症。吸氧可使 PaO_2 升高,提高肺泡膜两侧的氧分压时,弥散量随之增加,可以改善低氧血症。

(五)氧耗量增加

氧耗量增加是加重缺氧的原因之一,发热、寒战、呼吸困难和抽搐均将增加氧耗量。寒战者耗氧量可达 500 mL,健康者耗氧量为 250 mL/min。氧耗量增加,肺泡氧分压下降,健康者借助增加肺泡通气量代偿缺氧。氧耗量增加的通气功能障碍患者,肺泡氧分压得不到提高,故缺氧也难以缓解。

总之,不同的疾病发生呼吸衰竭的途径不都相同,经常是一种以上的病理生理学改变的综合作用。

(六)缺氧、二氧化碳潴留对机体的影响

1.对中枢神经的影响

脑组织耗氧量占全身耗量的 1/5～1/4。中枢皮质神经元细胞对缺氧最为敏感,缺氧程度和发生的急缓对中枢神经的影响也不同。如突然中断供氧,改吸纯氮 20 秒可出现深昏迷和全身抽搐。逐渐降低吸氧的浓度,症状出现缓慢,轻度缺氧可引起注意力不集中、智力减退、定向障碍;随缺氧加重,PaO_2 低于 6.7 kPa(50 mmHg)可致烦躁不安、意识恍惚、谵妄;低于 4.0 kPa(30 mmHg)时,会使意识消失、昏迷;低于 2.7 kPa(20 mmHg)则会发生不可逆转的脑细胞损伤。

二氧化碳潴留使脑脊液氢离子浓度增加,影响脑细胞代谢,降低脑细胞兴奋性,抑制皮质活动。随着二氧化碳的增加,对皮质下层刺激加强,引起皮质兴奋。若二氧化碳继续升高,皮质下层受抑制,使中枢神经处于麻醉状态。在出现麻醉前的患者,往往有失眠、精神兴奋、烦躁不安的先兆兴奋症状。

缺氧和二氧化碳潴留均会使脑血管扩张,血流阻力减小,血流量增加以代偿之。严重缺氧会发生脑细胞内水肿,血管通透性增加,引起脑间质水肿,导致颅内压增高,挤压脑组织,压迫血管,进而加重脑组织缺氧,形成恶性循环。

2.对心脏、循环的影响

缺氧可刺激心脏,使心率加快和每搏输出量增加,血压上升。冠状动脉血流

量在缺氧时明显增加,心脏的血流量远超过脑和其他脏器。心肌对缺氧非常敏感,早期轻度缺氧即在心电图上有变化,急性严重缺氧可导致心室颤动或心脏骤停。缺氧和二氧化碳潴留均能引起肺动脉小血管收缩而增加肺循环阻力,导致肺动脉高压和增加右心负荷。

吸入气中二氧化碳浓度增加,可使心率加快,每搏输出量增加,使脑、冠状血管舒张,皮下浅表毛细血管和静脉扩张,而使脾和肌肉的血管收缩,同时每搏输出量增加,故血压仍升高。

3.对呼吸影响

缺氧对呼吸的影响远较二氧化碳潴留的影响小。缺氧主要通过颈动脉窦和主动脉体化学感受器的反射作用刺激通气,如缺氧程度逐渐加重,这种反射迟钝。

二氧化碳是强有力的呼吸中枢兴奋剂,吸入的二氧化碳浓度增加时,通气量会成倍增加,急性二氧化碳潴留出现深大快速的呼吸;但当吸入二氧化碳浓度超过 12% 时,通气量不再增加,呼吸中枢处于被抑制状态。而慢性高碳酸血症,并无通气量相应增加,反而有所下降,这与呼吸中枢反应性迟钝,通过肾脏对碳酸氢盐再吸收和 H^+ 排出,使血 pH 无明显下降有关;还与患者气道阻力增加、肺组织损害严重、胸廓运动的通气功能减退有关。

4.对肝、肾和造血系统的影响

缺氧可直接或间接损害肝功能使谷丙转氨酶上升,但随着缺氧的纠正,肝功能逐渐恢复正常。动脉血氧降低时,肾血流量、肾小球滤过量、尿排出量和钠的排出量均有增加;但当 $PaO_2 < 5.3\ kPa(40\ mmHg)$ 时,肾血流量减少,肾功能受到抑制。

组织低氧分压可增加红细胞生成素而促使红细胞增生。肾脏和肝脏产生一种酶,将血液中非活性红细胞生成素的前身物质激活成生成素,刺激骨髓引起继发性红细胞增多。这有利于增加血液携氧量,但也增加血液黏稠度,加重肺循环和右心负担。

轻度二氧化碳潴留会扩张肾血管,增加肾血流量,尿量增加。当 $PaCO_2$ 超过 $8.7\ kPa(65\ mmHg)$,血 pH 明显下降,则肾血管痉挛,血流减少,HCO_3^- 和 Na^+ 再吸收增加,尿量减少。

5.对酸碱平衡和电解质的影响

严重缺氧可抑制细胞能量代谢的中间过程,如三羧酸循环、氧化磷酸化作用和有关酶的活动。这不但降低产生能量效率,还因产生乳酸和无机磷引起代谢性酸中毒。由于能量不足,体内离子转运的钠泵遭损害,使细胞内 K^+ 转移至血液,而 Na^+ 和 H^+ 进入细胞内,造成细胞内酸中毒和高钾血症。代谢性酸中毒产生的固定酸与缓冲系统中碳酸氢盐起作用,产生碳酸,使组织中 $PaCO_2$ 增高。

pH 取决于碳酸氢盐与碳酸的比值,前者靠肾脏调节(1~3 天),后者靠肺调节(数小时)。健康人每天由肺排出碳酸达 15 000 mmol,故急性呼吸衰竭二氧化碳潴留对 pH 的影响十分大,往往与代谢性酸中毒同时存在时,因严重酸中毒引起血压下降,心律失常,乃至心脏停搏。慢性呼吸衰竭因二氧化碳潴留发展缓慢,肾碳酸氢根排出减少,不会使 pH 明显降低。因血中主要阴离子 HCO_3^- 和 Cl^- 之和为一常数,当 HCO_3^- 增加,则 Cl^- 相应降低,产生低氯血症。

三、临床表现

因低氧血症和高碳酸血症所引起的症状和体征是急性呼吸衰竭时最主要的临床表现。由于造成呼吸衰竭的基础病因不同,注意观察各种基础疾病的临床表现自然十分重要。

(一)呼吸困难

呼吸困难是呼吸衰竭最早出现的症状,可表现为频率、节律和幅度的改变。早期表现呼吸频率增加,深大呼吸、鼻翼煽动,进而辅助呼吸肌肉运动增强(三凹征),呼吸节律紊乱,失去正常规则的节律。中枢性呼吸衰竭可使呼吸频率改变,如潮式呼吸、比奥呼吸等。

(二)低氧血症

当动脉血氧饱和度低于 90%,PaO_2 低于 $6.7\ kPa(50\ mmHg)$ 时,可在口唇或指甲出现发绀,这是缺氧的典型表现。但患者的发绀程度与体内血红蛋白含量、皮肤色素和心脏功能相关,所以发绀是一项可靠但不特异的诊断体征。因神经与心肌组织对缺氧均十分敏感,在机体出现低氧血症时常出现中枢神经系统和心血管系统功能异常的临床征象。如判断力障碍、运动功能失常、烦躁不安等中枢神经系统症状。缺氧严重时,可表现为谵妄、癫痫样抽搐、意志丧失以致昏迷、死亡。肺泡缺氧时,肺血管收缩,肺动脉压升高,使肺循环阻力增加,右心负荷增加,乃是低氧血症时血流动力学的一项重要变化。在心血管方面常表现为心率增快、血压升高。缺氧严重时则可出现各种类型的心律失常,进而心率减慢,周围循环衰竭,甚至心搏停止。

(三)高碳酸血症

由于急性呼吸衰竭时,二氧化碳蓄积进展很快,因此产生严重的中枢神经系统和心血管功能障碍。高碳酸血症出现中枢抑制之前的兴奋状态，如失眠、躁动，但禁忌给予镇静或安眠药。严重者可出现肺性脑病（"二氧化碳麻醉"），临床表现为头痛、反应迟钝、嗜睡，甚至神志不清、昏迷。急性高碳酸血症主要通过降低脑脊液 pH 而抑制中枢神经系统的活动。扑翼样震颤也是二氧化碳蓄积的一项体征。二氧化碳蓄积引起的心血管系统的临床表现因血管扩张或收缩程度而异，如多汗、球结膜充血水肿、颈静脉充盈、周围血压下降等。

（四）其他重要脏器的功能障碍

严重的缺氧和二氧化碳蓄积损伤肝、肾功能，出现血清转氨酶增高，碳酸酐酶活性增加，胃壁细胞分泌增多，出现消化道溃疡、出血的症状。当 $PaO_2 < 5.3$ kPa（40 mmHg）时，肾血流减少，肾功能抑制，尿中可出现蛋白、血细胞或管型，血尿素氮、肌酐含量增高。

（五）水电解质和酸碱平衡的失调

严重低氧血症和高碳酸血症常有酸碱平衡的失调，如缺氧而通气过度可发生急性呼吸性碱中毒；急性二氧化碳潴留可表现为呼吸性酸中毒。严重缺氧时无氧代谢引起乳酸堆积，肾脏功能障碍使酸性物质不能排出体外，二者均可导致代谢性酸中毒。代谢性和呼吸性酸碱失衡又可同时存在，表现为混合性酸碱失衡。

酸碱平衡失调的同时，将会发生体液和电解质的代谢障碍。酸中毒时钾从细胞内逸出，导致高血钾；pH 每降低 0.1，血清钾大约升高 0.7 mmol/L。酸中毒时发生高血钾，如同时伴有肾衰竭（代谢性酸中毒），易发生致命性高血钾症。在诊断和处理急性呼吸衰竭时均应予以足够的重视。

又如当测得的 PaO_2 的下降明显超过理论上因肺泡通气不足所引起的结果时，则应考虑存着除肺泡通气不足以外的其他病理生理学变化，因在实际临床工作中，单纯因肺泡通气不足引起呼吸衰竭的并不多见。

四、诊断

一般说来，根据急、慢性呼吸衰竭基础病史，如胸部外伤或手术后、严重肺部感染或重症革兰氏阴性杆菌败血症等，结合其呼吸、循环和中枢神经系统的有关体征，及时作出呼吸衰竭的诊断是可能的。但对某些急性呼吸衰竭早期的患者或缺氧、二氧化碳蓄积程度不十分严重时，单依据上述临床表现作出诊断有一定困难。动脉血气分析的结果直接提供动脉血氧和 $PaCO_2$ 水平，可作为诊断呼吸衰竭的直接依据。而且，它还有助于我们了解呼吸衰竭的性质和程度，指导氧疗,呼吸兴奋剂和机械通气的参数调节,以及纠正电解质、酸碱平衡失调有重要价值,故血气分析在呼吸衰竭诊断和治疗上具有重要地位。

急性呼吸衰竭患者,只要动脉血气证实 $PaO_2 < 8.0$ kPa(60 mmHg),常伴 $PaCO_2$ 正常或 <4.7 kPa(35 mmHg),则诊断为 I 型呼吸衰竭;若伴 $PaCO_2$ >6.7 kPa(50 mmHg),即可诊断为 II 型呼吸衰竭;若缺氧程度超过肺泡通气不足所致的高碳酸血症,则诊断为混合型或 III 型呼吸衰竭。

应当强调的是不但要诊断呼吸衰竭的存在与否,还需要判断呼吸衰竭的性质,即是急性呼吸衰竭还是慢性呼吸衰竭基础上的急性加重,同时也应当判断产生呼吸衰竭的病理生理学过程,明确为 I 型或 II 型呼吸衰竭,以利采取恰当的抢救措施。

此外还应注意在诊治过程中,应当尽快去除产生呼吸衰竭的基础病因,否则患者经氧疗或机械通气后因得到足够的通气量维持氧和 $PaCO_2$ 在相对正常的水平后可再次发生呼吸衰竭。

五、治疗

急性呼吸衰竭是需要抢救的急症。对它的处理要求迅速、果断。数小时或更短时间的犹豫、观望或拖延,可以造成脑、肾、心、肝等重要脏器因严重缺氧发生不可逆性的损害。同时及时、合宜的抢救和处置才有可能为去除或治疗诱发呼吸衰竭的基础病因,争取到必要的时间。治疗措施集中于立即纠正低氧血症,急诊插管或辅助通气及足够的循环支持。

(一)氧疗

通过鼻导管或面罩吸氧,提高肺泡氧分压,增加肺泡膜两侧氧分压差,增加氧弥散能力,以提高动脉氧分压和血氧饱和度,是纠正低氧血症的一种有效措施。氧疗作为一种治疗手段使用时,要选择适宜的吸入氧流量,应以脉搏血氧饱和度 $>90\%$ 为标准,并了解机体对氧的摄取与代谢以及它在体内的分布,注意可能产生的氧毒性作用。

由于高浓度($FiO_2 > 21\%$)氧的吸入可以使肺泡气氧分压提高。若因 PaO_2 降低造成低氧血症或主因通气/血流比例失调引起的 PaO_2 下降,氧疗可以改善。氧疗可以治疗低氧血症,降低呼吸功和减少心血管系统低氧血症。

根据肺泡通气和 PaO_2 的关系曲线,在低肺泡通气量时,吸入低浓度的氧气,即可显著提高 PaO_2 ,纠正缺氧。所以通气与血流比例失调的患者吸低浓度的氧气就能纠正缺氧。

弥散功能障碍患者,因二氧化碳的弥散能力为氧的弥散能力 20 倍,需要更大的肺泡膜分压差才足以增强氧的弥散能力,所以应吸入更高浓度的氧(35%～45%)才能改善缺氧。

肺内静脉分流增加的疾病导致的缺氧,因肺泡内充满水肿液,肺萎陷,尤在肺炎症血流增多的患者中,肺内分流更多,所以需要增加外源性呼气末正压通气,才可使萎陷肺泡复张,增加功能残气量和气体交换面积,提高 PaO_2,SaO_2,改善低氧血症。

(二)保持呼吸道通畅

进行各种呼吸支持治疗的首要条件是呼吸道通畅。呼吸道黏膜水肿、充血,以及胃内容物误吸或异物吸入都可使呼吸道梗阻。保证呼吸道的通畅才能保证正常通气,所以是急性呼吸衰竭处理的第一步。

1.开放呼吸道

首先要注意清除口咽部分泌物或胃内反流物,预防呕吐物反流至气管,使呼吸衰竭加重。口咽部护理和鼓励患者咳痰很重要,可用多孔导管经鼻孔或经口腔负压吸引法,清除口咽部潴留物。吸引前给患者吸高浓度氧,吸引后立即重新通气。无论是直接吸引或是经人工气道吸引均需注意操作技术,管径应适当选择,尽量避免损伤气管黏膜,在气道内 1 次负压吸引时间不宜超过 10～15 秒,以免引起低氧血症、心律失常或肺不张等因负压吸引造成的并发症。此法亦能刺激咳嗽,有利于气道内痰液的咳出。对于痰多、黏稠难咳出者,要经常鼓励患者咳痰。多翻身拍背,协助痰液排出,给予祛痰药使痰液稀释。对于有严重排痰障碍者可考虑用纤支镜吸痰。同时应重视无菌操作,使用一次性吸引管,或更换灭菌后的吸引管。吸痰时可同时做深部痰培养以分离病原菌。

2.建立人工气道

当以上措施仍不能使呼吸道通畅时,则需建立人工气道。所谓人工气道就是进行气管插管,于是吸入气体就可通过导管直接抵达下呼吸道,进入肺泡。其目的是为了解除上呼吸道梗阻,保护无正常咽喉反射的患者不致误吸和进行充分有效的气管内吸引,以及为了提供机械通气时必要的通道。临床上常用的人工气道为气管插管和气管造口术后置入气管导管两种。

气管插管有经口和经鼻插管两种。前者借喉镜直视下经声门插入气管,容易成功,较为安全。后者分盲插或借喉镜、纤维支气管镜等的帮助,经鼻沿后鼻道插入气管。与经口插管比较需要一定的技巧,但经鼻插管容易固定,负压吸引较为满意,与机械通气等装置衔接比较可靠,给患者带来的不适也较经口者轻,神志清醒患者常也能耐受。需注意勿压伤鼻翼组织或堵塞咽鼓管、鼻窦开口等，造成急性中耳炎或鼻窦炎等并发症。

近年来已有许多组织相容性较理想的高分子材料制成的导管与插管，为密封气道用的气囊也有低压、大容量的气囊问世，鼻插管可保留的时间也在延长。具体对人工气道方法的选择，各单位常有不同意见，应当根据病情的需要，手术医师和护理条件的可能，以及人工气道的材料性能来考虑。肯定在 3 天（72 小时）以内可以拔管时，应选用鼻或口插管；需要超过 3 周时，当行气管造口置入气管导管；3～21 天的情况则当酌情灵活掌握。

使用人工气道后，气道的正常防御机制被破坏，细菌可直接进入下呼吸道。声门由于插管或因气流根本不通过声门而影响咳嗽动作的完成，不能正常排痰，必须依赖气管负压吸引来清除气道内的分泌物。因不能发音，失去语言交流的功能，在一定程度上会影响患者的心理精神状态，再加上人工气道本身存在着可能发生的并发症。因此人工气道的建立常是抢救急性呼吸衰竭所不可少的，但必须充分认识其弊端，慎重选择，尽力避免可能的并发症，及时撤管。

3.气道湿化

无论是经过患者自身气道或通过人工气道进行氧化治疗或机械通气，均必须充分注意到呼吸道黏膜的湿化。因为过分干燥的气体长期吸入将损伤呼吸道上皮细胞和支气管表面的黏液层，使黏膜纤毛清除能力下降，痰液不易咳出，肺不张，容易发生呼吸道或肺部感染。

保证患者足够液体摄入是保持呼吸道湿化最有效的措施。目前已有多种提供气道湿化用的温化器或雾化器装置，可以直接使用或与机械通气机连接应用。

湿化是否充分最好的标志，就是观察痰液是否容易咳出或吸出。应用湿化装置后应当记录每天通过湿化器消耗的液体量，以免湿化过量。

（三）改善二氧化碳的潴留

高碳酸血症主要是由肺泡通气不足引起，只有增加通气量才能更好地排出二氧化碳，改善高碳酸血症。现多采用呼吸兴奋剂和机械通气支持，以改善通气功能。

1.呼吸兴奋剂的合理应用

呼吸兴奋剂能刺激呼吸中枢或周围化学感受器，增强呼吸驱动、呼吸频率、潮气量，改善通气，同时氧耗量和二氧化碳的产出也随之增加。故临床上应用呼吸兴奋剂时要严格掌握适应证。

常用的药物有尼可刹米和洛贝林，用量过大可引起不良反应，近年来在西方国家几乎被淘汰。取而代之的是多沙普仑,它对末梢化学感受器和延脑呼吸中枢均有作用,增加呼吸驱动和通气,对原发性肺泡低通气、肥胖低通气综合征有良好疗效,可防止慢性阻塞性肺疾病呼吸衰竭氧疗不当所致的二氧化碳麻醉。其治疗量和中毒量有较大差距,故安全性大,一般用 0.5～2 mg/kg 静脉滴注,开始滴速1.5 mg/min,以后酌情加快,其可致心律失常,长期用有肝毒性及并发消化性溃疡。都可喜通过刺激颈动脉体和主动脉体的化学感受器兴奋呼吸,无中枢兴奋作用,对肺泡通气不良部位的血流重新分配而改善 PaO_2。都可喜不用于哺乳、孕妇和严重肝病,也不主张长期应用,以防止发生外周神经病变。

慢性阻塞性肺疾病并意识障碍的呼吸衰竭患者:临床常见大多数慢性阻塞性肺疾病患者的呼吸衰竭与意识障碍程度呈正相关,患者意识障碍后自主翻身、咳痰动作、对呼吸兴奋剂的反应均迟钝,并易于吸入感染,对此种病情,呼吸兴奋剂可明显改善通气外,也可有改善中枢神经兴奋和神志作用,从而使患者的防御功能增强,呼吸衰竭的病情亦随之好转。

间质性肺疾病、肺水肿、急性呼吸窘迫综合征等疾病:无气道阻塞但有呼吸中枢驱动增强,这种患者 PaO_2、$PaCO_2$ 常均降低。由于患者呼吸功能已增强,就不会出现应用呼吸兴奋剂的指征,且呼吸兴奋剂可加重呼吸性碱中毒的程度而影响组织获氧,故主要进行氧疗。

慢性阻塞性肺疾病并膈肌疲劳、无心功能不全、无心律失常,心率≤100 次/分的呼吸衰竭:可选用氨茶碱,其有舒张支气管、改善小气道通气、减少闭合气量,抑制炎性介质和增强膈肌、提高潮气量作用,已观察到血药浓度达 13 mg/L 时对膈神经刺激则膈肌力量明显增强,且可加速膈肌疲劳的恢复。以上的茶碱综合作用使呼吸功减少、呼吸困难程度减轻,同时由于呼吸肌能力的提高对咳嗽、排痰等气道清除功能加强,还有助于药物吸入治疗,以及对呼吸机撤离的辅助作用;剂量以 5 mg/kg 于 30 分钟静脉滴注使达有效血浓度,继以 0.5～0.6 mg/(kg·h)静脉滴注维持有效剂量,在应用中注意对心率、心律的影响,及时酌情减量和停用。

慢性阻塞性肺疾病、肺源性心脏病呼吸衰竭合并左心功能不全、肺水肿的患者,应先用强心利尿剂使肺水肿消退以改善肺顺应性,用抗生素控制感染以改善气道阻力,再使用呼吸兴奋剂才可取得改善呼吸功能的效果。否则,呼吸兴奋剂虽可兴奋呼吸,但增加 PaO_2 有限,且呼吸功耗氧和生成二氧化碳量增多,反而使呼吸衰竭加重。此种患者亦不应用增加心率和影响心律的茶碱类和较大剂量的都可喜。小剂量的都可喜(＜1.5 mg/kg)静脉滴注后即可达血药峰值,增强通气不好部位的缺氧性肺血管收缩和增加通气好的部位肺血流,从而改善换气使 PaO_2 增高,且此种剂量很少发生不良反应,但剂量>1.5 mg/kg 时可致全部肺血管收缩,且使肺动脉压增高、右心负荷增大。

不宜使用呼吸兴奋剂的情况。①使用肌肉松弛剂维持机械通气者:如破伤风肌强直时、有意识打掉自主呼吸者。②周围性呼吸肌麻痹者:多发性神经根神经炎、严重重症肌无力、高颈髓损伤所致呼吸肌无力、全脊髓麻痹等。③自主呼吸频率>20 次/分,而潮气量不足者:呼吸频率能够增快,说明呼吸中枢对缺氧或二氧化碳潴留的反应性较强,若使用呼吸兴奋剂不但效果不佳,反而加速呼吸肌疲劳。④中枢性呼吸衰竭的早期:如安眠药中毒早期。⑤患者精神兴奋、癫痫频发者。⑥呼吸兴奋剂慎用于缺血性心脏病、哮喘状态、严重高血压及甲状腺功能亢进症患者。

2.机械通气

符合下述条件应实施机械通气:①经积极治疗后病情仍继续恶化。②意识障碍。③呼吸形式严重异常,如呼吸频率>35 次/分或<8 次/分,或呼吸节律异常,或自主呼吸微弱或消失。④血气分析提示严重通气和(或)氧合障碍:PaO_2 <6.7 kPa(50 mmHg),尤其是充分氧疗后仍<6.7 kPa(50 mmHg)。⑤$PaCO_2$ 进行性升高,pH 动态下降。

机械通气初始阶段,可给高 FiO_2(100%)以迅速纠正严重缺氧,然后依据目标 PaO_2、呼气末正压通气水平、平均动脉压水平和血流动力学状态,酌情降低 FiO_2 至 50%以下。设法维持 SaO_2 >90%,若不能达到上述目标,即可加用呼气末正压通气、增加平均气道压,应用镇静剂或肌松剂。若适当呼气末正压通气和平均动脉压可以使 SaO_2 >90%,应保持最低的 FiO_2。

正压通气相关的并发症包括呼吸机相关肺损伤、呼吸机相关肺炎、氧中毒和呼吸机相关的膈肌功能不全。

(四)抗感染治疗

呼吸道感染是呼吸衰竭最常见的诱因。建立人工气道机械通气和免疫功能低下的患者易反复发生感染。如呼吸道分泌物引流通畅,可根据痰细菌培养和药物敏感实验结果,选择有效的抗生素进行治疗。

(五)营养支持

呼吸衰竭患者因摄入能量不足、呼吸做功增加、发热等因素,机体处于负代谢,出现低蛋白血症,降低机体的免疫功能,使感染不宜控制,呼吸肌易疲劳不易恢复。可常规给予高蛋白、高脂肪和低碳水化合物,以及多种维生素和微量元素,必要时静脉内高营养治疗。

第四节　慢性呼吸衰竭

一、病因

慢性呼吸衰竭最常见的病因是支气管、肺疾病,如慢性阻塞性肺疾病、重症肺结核、肺间质纤维化等,此外还有胸廓、神经肌肉病变及肺血管疾病,如胸廓、脊椎畸形,广泛胸膜肥厚粘连、肺血管炎等。

二、发病机制和病理生理

(一)缺氧和二氧化碳潴留的发生机制

1.肺通气不足

慢性阻塞性肺疾病时,在细支气管慢性炎症所致管腔狭窄的基础上,感染使气道炎性分泌物增多,阻塞呼吸道造成阻塞性通气不足,肺泡通气量减少,肺泡氧分压下降,二氧化碳排出障碍,最终导致 PaO_2 下降, $PaCO_2$ 升高。

2.通气/血流比例失调

正常情况下肺泡通气量为 4 L/min,肺血流量为 5 L/min,通气/血流比例为0.8。病理状态下,如慢性阻塞性肺气肿,由于肺内病变分布不均,有些区域有通气,但无血流或血流量不足,使通气/血流比例>0.8,吸入的气体不能与血液进行有效的交换,形成无效腔效应。在另一部分区域,虽有血流灌注,但因气道阻塞,肺泡通气不足,使通气/血流比例<0.8,静脉血不能充分氧合,形成动脉-静脉样分流。通气/血流比例失调的结果主要是缺氧,而不伴二氧化碳潴留。

3.弥散障碍

由于氧和二氧化碳通透肺泡膜的能力相差很大,氧的弥散力仅为二氧化碳的 1/20。病理状态下,弥散障碍主要影响氧交换,产生以缺氧为主的呼吸衰竭。

4.氧耗量增加

发热、寒战、呼吸困难和抽搐等均增加氧耗,正常人此时借助增加通气量以防止缺氧的发生。而慢性阻塞性肺疾病患者在通气功能障碍基础上,如出现氧耗量增加的因素时,则可出现严重的缺氧。

(二)缺氧对机体的影响

1.对中枢神经系统的影响

缺氧对中枢神经系统影响的程度随缺氧的程度和急缓而不同。轻度缺氧仅有注意力不集中、智力减退、定向力障碍等。随着缺氧的加重可出现烦躁不安、神志恍惚、谵妄,甚至昏迷。各部分脑组织对缺氧的敏感性不一样,以皮质神经元最为敏感,因此临床上缺氧的最早期表现是精神症状。严重缺氧可使血管通透性增加,引起脑间质和脑细胞水肿,颅内压急剧升高,进而加重脑组织缺氧,形成恶性循环。

2.对心脏、循环的影响

缺氧可使心率加快、血压升高、冠状动脉血流量增加,以维持心肌活动所必需的氧。心肌对缺氧十分敏感,早期轻度缺氧心电图即有变化,急性严重缺氧可导致心室颤动或心搏骤停。长期慢性缺氧可使心肌纤维化、硬化。肺小动脉可因缺氧收缩而增加肺循环阻力,引起肺动脉高压、右心室肥厚,最终导致肺源性心脏病、右心衰竭。

3.对呼吸的影响

轻度缺氧可通过颈动脉窦和主动脉体化学感受器的反射作用刺激通气。但缺氧程度缓慢加重时,这种反射变得迟钝。

4.缺氧对肝、肾功能和造血系统的影响

缺氧直接或间接损害肝细胞,使谷丙转氨酶升高,缺氧纠正后肝功能可恢复正常。缺氧可使肾血流量减少,肾功能受到抑制。慢性缺氧可引起继发性红细胞增多,在有利于增加血液携氧量的同时,亦增加了血液黏稠度,甚至可加重肺循环阻力和右心负荷。

5.对细胞代谢、酸碱平衡和电解质的影响

严重缺氧使细胞能量代谢的中间过程受到抑制,同时大量乳酸和无机磷的积蓄引起代谢性酸中毒。因能量的不足,体内离子转运钠泵受到损害,使钾离子由细胞内转移到血液和组织间液,钠和氢离子进入细胞内,造成细胞内酸中毒及高钾血症。

(三)二氧化碳潴留对人体的影响

1.对中枢神经系统的影响

轻度二氧化碳潴留,可间接兴奋皮质,引起失眠、精神兴奋、烦躁不安等兴奋症状;随着二氧化碳潴留的加重,皮质下层受到抑制,使中枢神经处于麻醉状态,表现为嗜睡、昏睡,甚至昏迷。二氧化碳潴留可扩张脑血管,严重时引起脑水肿。

2.对心脏和循环的影响

二氧化碳潴留可使心率加快,心排血量增加,脑血管、冠状动脉、皮下浅表毛细血管及静脉扩张,而部分内脏血管收缩,早期引起血压升高,严重时导致血压下降。

3.对呼吸的影响

二氧化碳是强有力的呼吸中枢兴奋剂,随着二氧化碳浓度的增加,通气量逐渐增加。但当其浓度持续升高至12%时通气量不再增加,呼吸中枢处于抑制状态。临床上Ⅱ型呼吸衰竭患者并无通气量的增加,原因在于存在气道阻力增高、肺组织严重损害和胸廓运动受限等多种因素。

4.对肾脏的影响

轻度二氧化碳潴留可使肾血管扩张,肾血流量增加,尿量增加。严重二氧化碳潴留时,由于pH的下降,使肾血管痉挛,血流量减少,尿量随之减少。

5.对酸碱平衡的影响

二氧化碳潴留可导致呼吸性酸中毒,血pH取决于碳酸氢盐和碳酸的比值,碳酸排出量的调节靠呼吸,故呼吸在维持酸碱平衡中起着十分重要的作用。慢性呼吸衰竭二氧化碳潴留发展较慢,而肾脏的调节使血pH维持正常称为代偿性呼吸性酸中毒。急性呼吸衰竭或慢性呼吸衰竭的失代偿期,肾脏尚未发生代偿或代偿不完全,使pH下降称为失代偿性呼吸性酸中毒。若同时有缺氧、摄入不足、感染性休克和肾功能不全等因素使酸性代谢产物增加,pH下降,则与代谢性酸中毒同时存在,即呼吸性酸中毒合并代谢性酸中毒。如在呼吸性酸中毒的基础上大量应用利尿剂,而氯化钾补充不足,则导致低钾低氯性碱中毒,即呼吸性酸中毒合并代谢性碱中毒,此型在呼吸衰竭中很常见。

三、临床表现

临床表现除引起慢性呼吸衰竭原发病的症状、体征外,主要是缺氧和二氧化碳潴留引起的呼吸衰竭和多脏器功能紊乱的表现。

(一)呼吸困难

呼吸困难是临床最早出现的症状,主要表现在呼吸节律、频率和幅度的改变。慢性阻塞性肺疾病所致的呼吸衰竭,开始只表现为呼吸费力伴呼气延长,严重时则为浅快呼吸,因辅助呼吸肌的参与可表现为点头或提肩样呼吸。并发肺性脑病、二氧化碳麻醉时,则出现呼吸浅表、缓慢,甚至呼吸停止。

(二)发绀

发绀是缺氧的典型症状。由于缺氧使血红蛋白不能充分氧合,当动脉血氧饱和度<90%时,可在口唇、指端、耳垂、口腔黏膜等血流量较大的部位出现发绀。但因发绀主要取决于血液中还原血红蛋白的含量,故贫血患者即使血氧饱和度明显降低,也可无发绀表现;而慢性阻塞性肺疾病患者由于继发红细胞增多,即使血氧饱和度轻度减低也会有发绀出现。此外发绀还受皮肤色素及心功能的影响。

(三)神经精神症状

缺氧和二氧化碳潴留均可引起精神症状。但因缺氧及二氧化碳潴留的程度、发生急缓及机体代偿能力的不同而表现不同。慢性缺氧多表现为记忆力减退,智力或定向力的障碍。急性严重缺氧可出现精神错乱、躁狂、昏迷、抽搐等症状。轻度二氧化碳潴留可表现为兴奋症状,如失眠、烦躁、夜间失眠而白天嗜睡,即昼睡夜醒;严重二氧化碳潴留可导致肺性脑病的发生,表现为神志淡漠、肌肉震颤、抽搐、昏睡甚至昏迷。肺性脑病是典型二氧化碳潴留的表现,在肺性脑病前期,即出现二氧化碳麻醉状态之前,切忌使用镇静、催眠药,以免加重二氧化碳潴留,诱发肺性脑病。

(四)血液循环系统

严重缺氧、酸中毒可引起心律失常、心肌损害、周围循环衰竭、血压下降。二氧化碳潴留可使外周浅表静脉充盈,皮肤红润、潮湿、多汗,血压升高,因脑血管扩张可产生搏动性头痛。慢性阻塞性肺疾病因长期缺氧、二氧化碳潴留,可导致肺动脉高压、右心衰竭。严重缺氧可导致循环淤滞,诱发弥散性血管内凝血。

(五)消化和泌尿系统

由于缺氧使胃肠道黏膜充血水肿、糜烂渗血,严重者可发生应激性溃疡引起上消化道出血。严重呼吸衰竭可引起肝、肾功能异常,出现谷丙转氨酶、血尿素氮升高。

四、诊断

根据患者有慢性肺部疾病史或其他导致呼吸功能障碍的疾病,如慢性阻塞性肺疾病、严重肺结核等,新近呼吸道感染史,以及缺氧、二氧化碳潴留的临床表现,结合动脉血气分析,不难作出诊断。

血气分析在呼吸衰竭的诊断及治疗中是必不可少的检查项目,不仅可以明确呼吸衰竭的诊断,并有助于了解呼吸衰竭的性质、程度,判断治疗效果,对指导氧疗、机械通气各种参数的调节,纠正酸碱失衡和电解质紊乱均有重要意义。常用血气分析指标如下。

(一)PaO_2

PaO_2是物理溶解于血液中的氧分子所产生的分压力,是决定血氧饱和度的重要因素,反映机体氧合状态的重要指标。正常值为 12.7～13.3 kPa(95～100 mmHg)。随着年龄增长 PaO_2 逐渐降低。当PaO_2<7.98 kPa(60 mmHg)可诊断为呼吸衰竭。

(二)SaO_2

SaO_2是动脉血中血红蛋白实际结合的氧量与所能结合的最大氧量之比,即血红蛋白含氧的百分数,正常值为 96%±3%。SaO_2 作为缺氧指标不如 PaO_2 灵敏。

(三)pH

pH 是反映体液氢离子浓度的指标。动脉血 pH 是酸碱平衡中最重要的指标,它可反映血液的酸碱度,正常值为 7.35～7.45。pH<7.35 为失代偿性酸中毒,>7.45 为失代偿性碱中毒。但 pH 的异常并不能说明酸碱失衡的性质,即是代谢性还是呼吸性;pH 在正常范围,也不能说明没有酸碱失衡。

(四)$PaCO_2$

$PaCO_2$是物理溶解于血液中的二氧化碳气体的分压力。它是判断呼吸性酸碱失衡的重要指标,亦是衡量肺泡通气的可靠指标。正常值为 4.7～6.0 kPa(35～45 mmHg),平均值为 5.32 kPa(40 mmHg)。$PaCO_2$>6.0 kPa(45 mmHg),提示通气不足。如是原发性的,为呼吸性酸中毒;如是继发性的,可以是由于代偿代谢性碱中毒而引起的改变。如 $PaCO_2$<4.7 kPa(35 mmHg),提示通气过度,可以是原发性呼吸性碱中毒,也可以是为了代偿代谢性酸中毒而引起的继发性改变。当 $PaCO_2$>6.7 kPa(50 mmHg)时,可结合 PaO_2<8.0 kPa(60 mmHg)诊断为呼吸衰竭(Ⅱ型呼吸衰竭)。

(五)HCO_3^-

HCO_3^- 是反映代谢方面的指标,但也受呼吸因素的影响,$PaCO_2$ 增加时,HCO_3^- 也略有增加。正常值为 22～27 mmol/L,平均值为 24 mmol/L。

(六)碱剩余

碱剩余只反映代谢的改变,不受呼吸因素影响。正常值为$-3\sim+3$ mmol/L。血液偏碱时为正值,偏酸时为负值,碱剩余$>+3$ mmol/L为代谢性碱中毒,碱剩余<-3 mmol/L为代谢性酸中毒。

(七)缓冲碱

缓冲碱指1 L全血或1 L血浆中所有具缓冲作用的阴离子总和,正常值:$40\sim44$ mmol/L。

五、治疗

(一)保持气道通畅

保持气道通畅是纠正呼吸衰竭的重要措施。

1.清除气道分泌物

鼓励患者咳嗽,对于无力咳痰或意识障碍者应加强呼吸道护理,帮助翻身拍背。

2.稀释痰液、化痰祛痰

痰液黏稠不易咳出者给予口服化痰祛痰药(如羟甲司坦1.0 g,每天3次或盐酸氨溴索15 mg,必要时用)或雾化吸入药物治疗。

3.解痉平喘

对有气道痉挛者,可雾化吸入β_2受体激动剂或溴化异丙托品,口服氨茶碱(或静脉滴注)、沙丁胺醇、特布他林等。

4.建立人工气道

经以上处理无效或病情危重者,应采用气管插管或气管切开,并给予机械通气辅助呼吸。机械通气的适应证:①意识障碍,呼吸不规则。②气道分泌物多而黏稠,不易排出。③严重低氧血症和(或)二氧化碳潴留,危及生命[如$PaO_2$$\leqslant6.0$ kPa(45 mmHg),$PaCO_2\geqslant9.3$ kPa(70 mmHg)]。④合并多器官功能障碍。在机械通气治疗过程中应密切观察病情,监测血压、心率,加强护理,随时吸痰,根据血气分析结果随时调整呼吸机治疗参数,预防并发症的发生。

(二)氧疗

吸氧是治疗呼吸衰竭必需的措施。

1.吸氧浓度

Ⅰ型呼吸衰竭以缺氧为主,不伴有二氧化碳潴留,应吸入较高浓度($>35\%$)

的氧,使 PaO_2 提高到8.0 kPa(60 mmHg)或 SaO_2 在 90% 以上。既有缺氧又有二氧化碳潴留的 II 型呼吸衰竭,则应持续低浓度吸氧($<35\%$)。因慢性呼吸衰竭失代偿者缺氧伴二氧化碳潴留是由通气不足所造成,由于二氧化碳潴留,其呼吸中枢化学感受器对二氧化碳反应性差,呼吸的维持主要靠低氧血症对颈动脉窦、主动脉体化学感受器的驱动作用。若吸入高浓度氧,首先 PaO_2 迅速上升,使外周化学感受器丧失低氧血症的刺激,解除了低氧性呼吸驱动从而抑制呼吸中枢。患者的呼吸变浅变慢, $PaCO_2$ 随之上升,严重时可陷入二氧化碳麻醉状态。

2.吸氧的装置

一般使用双腔鼻管、鼻导管或鼻塞吸氧,吸氧浓度($\%$)=21+4×吸入氧流量(L/min)。对于慢性 II 型呼吸衰竭患者,长期家庭氧疗(1~2 L/min,每天16 小时以上),有利于降低肺动脉压,改善呼吸困难和睡眠,增强活动能力和耐力,提高生活质量,延长患者的寿命。

(三)增加通气量、减少二氧化碳潴留

除治疗原发病、积极控制感染、通畅气道等治疗外,增加肺泡通气量是有效排出二氧化碳的关键。根据患者的具体情况,若有明显嗜睡,可给予呼吸兴奋剂,常用药物有尼可刹米与洛贝林[如 5% 或 10% 葡萄糖液 300 mL+尼可刹米 0.375 g×(3~5)支,静脉滴注,每天 1~2 次]。通过刺激呼吸中枢和外周化学感受器,增加呼吸频率和潮气量以改善通气。需注意必须在气道通畅的基础上应用,且患者的呼吸肌功能基本正常,否则治疗无效且增加氧耗量和呼吸功,对脑缺氧、脑水肿、有频繁抽搐者慎用。主要适用于以中枢抑制为主、通气量不足引起的呼吸衰竭,对以肺炎、弥散性肺病变等以肺换气障碍为主的呼吸衰竭患者不宜应用。近年来,尼可刹米与洛贝林这两种药物在西方国家几乎被多沙普仑取代,此药对镇静催眠药过量引起的呼吸抑制和慢性阻塞性肺疾病并发急性呼吸衰竭有显著的呼吸兴奋作用,对于慢性呼吸衰竭患者可口服呼吸兴奋剂,都可喜50~100 mg,每天 2 次,该药通过刺激颈动脉窦和主动脉体的化学感受器而兴奋呼吸中枢,从而增加通气量。

(四)水电解质紊乱和酸碱失衡的处理

多种因素均可导致慢性呼吸衰竭患者发生水电解质紊乱和酸碱失衡。

(1)应根据患者心功能状态酌情补液。

(2)未经治疗的慢性呼吸衰竭失代偿的患者,常表现为单纯性呼吸性酸中毒

或呼吸性酸中毒合并代谢性酸中毒,此时治疗的关键是改善通气,增加通气量,促进二氧化碳的排出,同时积极治疗代酸的病因,补碱不必太积极。如 pH 过低,可适当补碱,先一次给予 5％碳酸氢钠 100～150 mL 静脉滴注,使 pH 升至7.25左右即可。因补碱过量有可能加重二氧化碳潴留。

(3)如经利尿剂、糖皮质激素等药物治疗,又未及时补钾、补氯,则易发生呼吸性酸中毒合并代谢性碱中毒,此时除积极改善通气外,应注意补氯化钾,必要时(血 pH 明显增高)可补盐酸精氨酸(10％葡萄糖液500 mL＋盐酸精氨酸 10～20 g),并根据血气分析结果决定是否重复应用。

(五)治疗原发病

呼吸道感染是呼吸衰竭最常见的诱因,故病因治疗首先是根据敏感致病菌选用有效抗生素,积极控制感染。

六、预防

首先应加强慢性胸肺疾病的防治,防止肺功能逐渐恶化和呼吸衰竭的发生。已有慢性呼吸衰竭的患者应注意预防呼吸道感染。

七、预后

预后取决于慢性呼吸衰竭患者原发病的严重程度及肺功能状态。

·第·五·章·

内分泌系统急危重症

第一节 垂体危象

垂体危象是指垂体功能减退症的应激危象，又称为垂体卒中。遇到应激状态（感染、创伤、手术等）而未经正规治疗或治疗不当时，则可能诱发代谢紊乱和器官功能障碍。

垂体危象的临床表现多样。垂体分为腺垂体、神经垂体或前叶后叶，分泌多种激素，调节神经内分泌网络，故影响是全身性的，因受损部位和程度不同而产生多种类型。腺垂体分泌多种促激素，如促甲状腺激素、促肾上腺皮质激素、促性腺激素及生长激素。神经垂体贮存和释放神经内分泌激素，如抗利尿激素、催产素。以上激素的减少则影响应激反应、生长生殖、身心发育、物质与能量代谢。

一、病因

垂体危象的主要病因依次为垂体肿瘤、席汉综合征、颅咽管瘤、松果体瘤，以及脑瘤手术或放射治疗以后。

（一）垂体肿瘤

垂体肿瘤占颅内肿瘤的 10％ 以上，多为良性，但瘤体生长、浸润损伤正常脑组织。垂体瘤多位于腺垂体部分，可分为功能性、非功能性两大类，功能性者如嗜酸细胞瘤，因生长激素增多而引起巨人症、肢端肥大症；催乳素腺瘤引起闭经泌乳症或男性阳痿；促肾上腺皮质激素腺瘤引起库欣综合征；促甲状腺激素腺瘤引起垂体性甲状腺功能亢进症。当垂体腺瘤破坏、挤压正常垂体腺或手术、出血、坏死时则致垂体危象或垂体卒中。无功能垂体瘤压迫正常脑组织产生多种功能低下症，如垂体性侏儒症、尿崩症、视交叉损害的偏盲、癫痫、脑积水等。

(二)颅咽管瘤

颅咽管瘤为较常见的先天性肿瘤,好发于蝶鞍之上,囊性,压迫视神经交叉而发生偏盲,压迫下丘脑或第三脑室引起脑积水、尿崩症或其他垂体功能障碍,是儿童期垂体危象的常见原因。

(三)席汉综合征

席汉综合征见于产科大出血、弥散性血管内凝血。产科大出血常因胎盘前置、胎盘残留、羊水栓塞、产后宫缩无力、产褥热(感染)所致,此时继发垂体门脉系统缺血、血管痉挛,从而使得孕期增大的垂体梗死、功能减退,表现为乏力、怕冷、低血压、性器官和乳房萎缩等,若遇诱因则可能出现急性垂体卒中或典型席汉综合征。本症常有基础病或伴发病,如糖尿病、系统性红斑狼疮、某些贫血、高凝状态、下丘脑-垂体发育异常,也见于甲状腺炎、萎缩性胃炎等自身免疫疾病。

(四)其他病因

其他病因如中枢神经系统感染、颅脑外伤、脑卒中等疾病引起垂体功能减退或衰竭。

二、临床表现

患者在发病前多已有性腺、甲状腺、肾上腺皮质功能减退的症状与体征,如面色苍白,皮肤色素减少,消瘦,产后缺乳,头发及阴毛、腋毛脱落,闭经,性欲减退,生殖器及乳房萎缩,怕冷,反应迟钝,虚弱乏力,厌食、恶心,血压降低等。本病起病急骤,大多数患者在应激或服用安眠镇静药情况下发病,少数患者则可由于使用甲状腺激素治疗先于肾上腺皮质激素,代谢率增加使肾上腺皮质功能减退进一步加重。在诱发因素作用下,患者易于发生意识不清和昏迷。临床表现有多种类型,其中以低血糖型为多见,患者每于清晨空腹时发病,感到头晕、出汗、心慌,精神失常、癫痫样发作,最后进入昏迷。感染引起者,患者高热,瞬即显现神志不清、昏迷,多伴有血压降低甚至休克。低体温型,多发生于冬季,严重者体温可<30 ℃,是甲状腺功能减退所致。患者皮质醇不足,对水负荷后的利尿反应较差,因此在饮水过多或进行水试验时容易引起水中毒,表现为恶心、呕吐、烦躁不安、抽搐、昏迷等。垂体卒中起病突然,患者感到剧烈头痛,恶心、呕吐,视力减退以致失明,继而意识障碍以至昏迷,多有脑膜刺激征,脑脊液检查可发现红细胞、含铁血黄素、蛋白质增高等;患者在起病前已有肢端肥大症、库欣综合征、纳尔逊综合征等临床表现与体征,但在无功能的垂体肿瘤则可缺如。垂体肿

瘤或糖尿病视网膜病变等需做垂体切除治疗的患者,术后可因局部损伤、出血和垂体前叶功能急剧减退以致昏迷不醒。患者可有大小便失禁,对疼痛刺激仍可有反应,血压可以正常或偏低,如术前已有垂体前叶功能不全和(或)手术前后有水电解质平衡紊乱者则更易发生。

三、实验室检查

本病涉及多种内分泌功能改变,个体临床表现不同,故实验室检查也因人、因病而异,但总以血液检验和影像检查为主。颅脑 CT、MRI 可见垂直肿瘤或其他占位性病变;席汉综合征者可见垂体坏死、萎缩,以蝶鞍部明显(表 5-1)。

表 5-1　垂体危象综合征鉴别简表

激素缺乏类型	临床特点	实验室检查
促甲状腺激素	怕冷、呆滞、黏液水肿	促甲状腺激素↓,促肾上腺皮质激素释放激素负荷试验无反应
促肾上腺皮质激素	低血糖、低血压、乏力	促肾上腺皮质激素↓、皮质醇↓、尿 17-羟皮质醇↓
促性腺激素	性器官萎缩、性功能低下	血酮↓、雌二醇↓、孕酮↓、催乳素↓、卵泡刺激素↓、黄体生成素↓
生长激素	低血糖、发育迟滞	生长激素↓
抗利尿激素	烦渴、多饮、多尿、低比重尿,继发脱水电解质紊乱	抗利尿激素↓,血、尿的渗透压↓

四、治疗

(一)一般治疗

防治感染、创伤,心理调节,劳逸适度,饮食平衡、二便通畅,防治并发症,处理相关疾病。

(二)垂体功能不足的替代疗法

酌情补充靶组织激素,尤其注意防止肾上腺皮质功能减退或肾上腺危象。①肾上腺皮质激素替代:常用氢化可的松 5 mg/d,一般于早晨 8 时口服,并注意昼夜曲线,应激状态时加量,严重低血压者可加用醋酸去氧皮质酮 1 mg/d;②甲状腺激素替代:选用干甲状腺片,小量开始,首日 4～10 mg,逐渐增至最佳量 60～120 mg/d;③性激素替代,育龄妇女可用雌激素-孕激素人工周期疗法,男性用丙睾酮 25 mg,每周 1～2 次,或十一酸睾酮(长效)250 mg,每月肌内注射 1 次,促性腺释放激素戈那瑞林,每次 0.1~0.2 mg,静脉滴注或喷鼻;④其他激素替代,儿童生长激素缺乏,可用基因重组生长素0.10 U/kg皮下注射,治疗持续1年左右。尿崩症则要补充抗利尿激素、升压素0.2~0.5 mL,每周肌内注射1次。

(三)垂体危象的抢救

垂体危象的抢救常用肾上腺皮质激素和甲状腺素进行治疗,经1周病情稳定,继续激素维持治疗,同时治疗原发病(如脑瘤)、诱因(如感染)、相关病(贫血、风湿性疾病、甲状腺炎、糖尿病、下丘脑-垂体发育异常)。垂体危象一般勿用加重病情的药物如中枢神经抑制药、胰岛素、降糖药。因感染诱发者,于抗感染的同时加大肾上腺皮质激素用量。具体措施:①静脉注射高渗葡萄糖,以纠正低血糖。50%葡萄糖溶液40~60 mL静脉注射,继以10%葡萄糖盐水静脉滴注维持,并依病情调整滴速。②静脉滴注氢化可的松或其他肾上腺皮质激素,氢化可的松用量可达300 mg以上,适用于肾上腺皮质功能不足、水中毒、体温过低等多种类型。③甲状腺素口服、鼻饲或保留灌肠,尤其适用于水中毒型、低温型、低钠型或混合型。常用甲状腺干片每天3~5片。左甲状腺素为人工合成品,可供口服或静脉滴注,首剂200~500 mg。④维持水与电解质平衡,失钠型常用生理盐水纠正脱水、补充钠盐;水中毒型补充甲状腺素、利尿、脱水,同时酌情补充糖和多种激素。⑤高热型,常有感染、创伤等诱因,或常在激素替代时发生,应紧急处理,包括物理降温、正确补充多种激素等综合措施。

第二节　甲状腺功能减退危象

甲状腺功能减退危象简称甲减危象,又称黏液性水肿昏迷,是甲状腺功能减退失代偿期的严重表现。病情重笃,危及生命,且症状复杂多变。

一、病因

常见病因来自甲状腺病变(慢性淋巴细胞性甲状腺炎等)和垂体-下丘脑病变,多种诱因促发危象。

(一)甲状腺病变

成人自身免疫性甲状腺炎常见慢性淋巴细胞性甲状腺炎(桥本甲状腺炎),

血中存在大量自身抗体,攻击、破坏甲状腺组织,可经历甲状腺炎、甲状腺功能亢进症、甲状腺功能正常,后期出现甲减,甚至黏液性水肿,或合并恶性贫血。此外,甲状腺肿瘤切除或放射性碘治疗后或颈部肿瘤放射治疗后,先天性甲状腺发育障碍或缺如,或硫脲类药物过量等因素也促发甲减。

(二)垂体下丘脑病变

引起继发性甲减、垂体病变,使得促甲状腺激素分泌不足,下丘脑病变可使甲状腺激素释放激素分泌不足,均可影响甲状腺素分泌。

(三)诱因

甲减可能是一个漫长的病理过程,在诱因作用下,甲状腺功能衰竭出现危象,常见诱因有受寒、用药不当(镇静药促发)、手术、感染、创伤等。

二、临床表现

患者多为老年女性,好发于冬季,表现为嗜睡、昏迷,体温过低($<33\ ℃$),生命体征微弱,多种反射消失。一般患者表现为精神神经异常、代谢和体温调节障碍,以及诱因和甲减表现。患者有面色苍黄、皮肤粗糙、唇厚鼻宽、舌大外置、表情呆滞、反应迟钝等甲减表现,可有肺炎、传染病、卒中、外伤等相关病症。

三、实验室检查

(一)甲状腺功能检查

实验室检测血清甲状腺素明显降低。血清促甲状腺激素低下提示垂体下丘脑病变引起继发性甲减,而促甲状腺激素升高提示原发性甲减。放射核素检查具有诊断价值,但可影响甲状腺功能,故应少用于甲减;如甲状腺吸碘率、甲状腺扫描均可能影响甲状腺功能。

(二)血液一般检查和生化检查

红细胞和血细胞比积下降,白细胞计数减少、核右移。低血糖、低血钠,血清酶可升高,血气分析显示二氧化碳潴留、低氧血症。

(三)心电图检查

心电图示心动过缓、低电压、QT 延长、ST-T 改变,超声心动图显示心脏增大或心包积液。

四、治疗

宜早诊早治,争取 1~2 天内好转。若 24 小时后不能逆转病情,则预后较差,病死率颇高。

（一）补充甲状腺素

选用快速作用的甲状腺素制剂三碘甲状腺原氨酸100 μg静脉注射,然后静脉滴注维持,每6小时5～15 g,直至患者清醒后改为口服,但其药源紧张。也可选用左甲状腺素,首剂200～500 μg静脉注射,以后间歇给药,用量减少。甲状腺片口服也有效,但因甲减危象时 T_4 转化为 T_3 较为缓慢,延缓了生效时间。

（二）控制感染、消除诱因

多选用广谱抗生素,并注意心、肝、肾功能监测。

（三）其他抢救措施

(1)氧气疗法,保持气道通畅,危重者采用机械通气。

(2)补充肾上腺皮质激素,氢化可的松50～100 mg静脉注射,每4～6小时1次,患者清醒后递减或停用。

(3)纠正低血压可用少量间羟胺、去甲肾上腺素或多巴胺,同时心电监护,及时防治心律失常。

(4)补充营养、调节水电解质和酸碱平衡,适当补充葡萄糖、B族维生素、氯化钠或能量合剂。

第三节　甲状腺毒症危象

甲状腺功能亢进症(简称甲亢)的患者由于某些诱因,以致原有症状急性加重,常达到有生命危险的程度,称甲状腺危象。绝大部分患者表现为异常烦躁或昏迷、高热、大汗、极度心动过速和呕吐、腹泻等,如不及时抢救,可导致死亡。

一、诱因及发病机制

(1)内科所见的甲状腺危象最多为感染所诱发,其次为情绪激动、精神创伤等应激情况所致。这两个因素,一方面可使甲状腺激素分泌骤然增多,另一方面由于身体处于应激状态,可引起儿茶酚胺释放增多,组织对甲状腺激素的反应增加,导致甲亢症状突然增重。危象多出现于感染或精神刺激的高峰阶段。另外,甲亢治疗过程中,症状未缓解,就突然停用抗甲状腺药物,也可使甲状腺激素释放增多,引起危象。

(2)外科所见的甲状腺危象几乎都是甲状腺手术后或其他手术所诱发,其中多数是在术前甲亢没有得到很好控制的情况下,也有的是因为在进行其他手术前,忽视了甲亢的存在。手术的刺激及术中过分挤压甲状腺,而使大量甲状腺激素急剧地排入血液中去,使血清甲状腺激素格外升高,同时由于应激,组织对甲状腺激素的敏感性增加,所以容易使甲亢症状突然增重,而引起危象。手术因素诱发的危象多出现在术后第 1~2 天。

(3)在进行放射性核素碘(^{131}I)治疗过程中发生的甲状腺危象,多是甲状腺显著肿大或病情较重,在治疗前未预用抗甲状腺药物者,用^{131}I治疗后,可发生放射性甲状腺炎,致甲状腺激素释放增多入血,而引起危象。危象多出现在治疗后1~2 周中。

(4)妊娠期甲亢控制不好,而处于分娩时,由于身体处于应激状态,可引起儿茶酚胺释放增多,组织对甲状腺激素的反应增加,导致甲亢症状突然增重,从而引起危象。

近年来,许多学者观察到,甲状腺危象患者血清 T_3 及 T_4 并不比一般的甲亢(没有危象)者为高,所以不支持甲状腺危象是由于过多 T_4 或 T_3 生成所引起的这一学说。甲亢患者体内组织中儿茶酚胺的受体数目增多,因而导致心脏及神经系统对血循环中的儿茶酚胺过度敏感。甲亢患者血清 T_4 及 T_3 与 TBG 结合的能力降低,游离 T_4(FT_4)及 T_3(FT_3)增多。故目前认为甲状腺危象的发生是各种因素综合作用引起的。

二、临床表现及特征

甲状腺危象的临床表现是原有的甲亢症状突然加重。特征性的是代谢率高度增高及过度肾上腺素能反应症状:高热同时有大汗。这一特征有别于退热时才出汗的感染性疾病的高热患者。甲状腺危象的临床表现如下。

(一)高代谢率及高肾上腺素能反应症状

(1)高热:体温升高一般都在 40 ℃上下,常规退热措施难以收效。

(2)心悸:气短、心率显著加快,一般在 160 次/分以上,脉压显著增宽,常有心律失常(心房颤动、心动过速)发生,抗心律失常的药物往往不奏效。有的可出现心力衰竭。

(3)全身多汗、面色潮红、皮肤潮热。

（二）消化系统症状

消化系统症状常见于食欲减退、恶心、呕吐、腹泻，严重时可出现黄疸，多以直接胆红素增高为主。

（三）神经系统症状

极度乏力，烦躁不安，最后可导致脑细胞代谢障碍而陷入谵妄，甚至昏迷。

（四）不典型表现

不典型的甲亢患者发生甲状腺危象，不具备以上症状和体征，如淡漠型甲亢患者发生甲状腺危象的表现如下。

（1）表情淡漠、迟钝、嗜睡，甚至呈木僵状态，体质虚弱、无力，消瘦甚或恶病质，体温一般仅中度升高，出汗不多，心率不太快，脉压小。

（2）一些患者仅以某一系统症状加重为突出表现。①以神经系统症状为主：烦躁不安、谵妄，甚至昏迷；②以循环系统症状为主：心率极度增快、心力衰竭；③以消化系统症状为主：食欲减退、恶心、呕吐、腹泻。死亡原因多为高热脱水，休克，严重的水电解质紊乱以及心力衰竭等。

三、诊断及鉴别诊断

（一）诊断

（1）有明确甲亢病史或典型甲亢表现的患者，在有诱因的情况下，突然出现下列症状和体征，就可诊为甲状腺危象：①烦躁不安、谵妄或昏迷；②高热同时有大汗，一般退热措施难以收效；③心率极度增快、超过 160 次/分，常伴有心房颤动或心动过速，抗心律失常的药物常不奏效；④恶心、呕吐、腹泻。甲状腺危象中的绝大多数患者靠病史、症状和体征即可作出诊断，只有极少数不典型的甲亢患者需要进一步做甲状腺功能检查才可肯定诊断。

（2）实验室检查主要为甲状腺激素的测定。甲状腺摄[131]I 率、甲状腺B超和甲状腺核素扫描在甲状腺危象时不作为一线检查指标。检测血、尿常规、便常规、血生化、电解质、心电图等相关项目。

（二）鉴别诊断

因甲状腺危象有明确的甲亢病史、明显的症状和体征，较少有其他疾病被误诊为甲状腺危象的，但常被误诊为其他疾病。误诊的大部分都是以某一系统表现为主的或淡漠型的甲亢患者中，既未问出甲亢病史，甲状腺肿大和眼征也不明显者。

（1）以高热、大汗和白细胞计数增高为主要表现者，常被当成重症感染。这时应注意到高热为持续性,一般退热措施不显,高热同时有大汗,心率异常增快,脉压加大以及起病即有烦躁等与重症感染一般规律不同的征象,就会想到甲状腺危象的可能。

(2)以快速性心律失常、心力衰竭和烦躁为主要表现者,有的因患者年龄较大、脉压大和心肌缺血的心电图改变,而被当成冠心病合并心力衰竭。这时应注意到第一心音增强,胆固醇偏低,扩冠药、强心苷和抗心律失常的药物疗效不佳等与冠心病一般规律不符的情况,多能考虑到甲状腺危象。

(3)以食欲减退、恶心、呕吐、腹泻为主要表现者,常被误为急性胃肠炎。危象的吐泻多不伴腹痛,溏便居多,便中无红、白细胞,吐泻的同时有高热、大汗、脉压增大,一般能与急性胃肠炎鉴别。

(4)以昏睡、显著消瘦、黄疸为主要表现者,有时被误为肝脏病引起的昏迷。如果检查未发现常见的肝硬化的皮肤改变、门脉高压的表现,黄疸指数、谷丙转氨酶升高和清蛋白降低的程度和肝脏大小又不符合急性重型肝炎,甲胎球、转肽酶和肝脏触诊又不支持肝癌,这时应进一步检查甲状腺激素,以免将甲状腺危象漏诊。

目前也经常用积分法来诊断甲状腺危象。如表5-2。

表5-2　甲状腺危象的诊断标准

观察项目	分数	观察项目	分数
体温(℃)		心率(次/分)	
37.2	5		
37.8	10	99～109	5
38.3	15	110～119	10
38.9	20	120～129	15
39.4	25	130～139	20
≥40	30	≥140	25
中枢神经系统症状		充血性心力衰竭	
无	0	无	0
轻(焦虑)	10	轻度(脚肿)	5
中度(谵妄、精神病、昏睡)	20	中度(双侧肺底湿润)	10
重度(癫痫、昏迷)	30	重度(肺水肿)	15
消化系统症状		心房纤颤	
无	0	无	0
中度(腹泻、恶心/呕吐、腹痛)	10	有	10
重度(不能解释的黄疸)	20	诱因	

续表

观察项目	分数	观察项目	分数
		无	0
		有	10

注：分数≥45甲状腺危象；分数25～44危象前期；分数<25无危象

四、甲状腺危象预防

甲状腺危象是可危及患者生命的急重病症，对甲亢患者应注意预防危象的发生。有效地、满意地控制甲亢是防止甲状腺危象发生的最主要措施。

(1)积极进行合理的抗甲亢治疗，向患者说明治疗的必要性和重要性，坚持定期服药，避免产生以为症状缓解，而自行停药或怕麻烦不坚持用药的现象，避免因突然停药后出现"反跳"现象而诱发甲状腺危象。

(2)指导患者了解有关药物治疗常见的不良反应及药物性甲减，以便及时发现及时得到处理，并嘱患者定期门诊复查血常规、肝功能、甲状腺激素水平，在医师指导下调整服药剂量，避免并发症的发生，促进早日康复。

(3)在高代谢状态未能改善以前，患者可采用高蛋白、高热量饮食，除糖类外，可食用牛奶、豆浆、瘦肉、鸡蛋、鱼、肝等食物，在两餐基本饮食之间可加牛奶、豆浆、甜食品。禁食含碘食物，如海带。患者出汗多，丢失水分多，应保证足够的饮料，平时不宜喝浓茶、咖啡等刺激性饮料。

(4)预防并积极治疗感染。如已发生，应在积极抗感染治疗中，严格注意危象的征兆。

(5)指导患者了解加重甲亢的有关因素，尤其是精神愉快与身心疾病的关系，避免一切诱发甲状腺危象的因素，如感染、劳累、精神创伤，以及未经准备或准备不充分而手术等。

(6)指导患者学会进行自我心理调节，增强应对能力，并注意合理休息，劳逸结合；同时也向患者家属提供有关甲亢的知识，让家属理解患者的现状，多关心、爱护和支持患者。

(7)行甲状腺次全切除术治疗者术前准备要充分，严格掌握手术时机。术后两天之内，应严密观察病情变化，可遵医嘱补充适量的糖皮质激素，并做好甲状腺危象的急救准备。

(8)对于甲亢病情较重或甲状腺肿大明显的患者在给予[131]I治疗前，应先应用抗甲状腺药物，待病情较平稳后再给[131]I治疗，治疗后的1～2周中需注意观察危象征兆,并勿挤压甲状腺,防止大量甲状腺激素突然释放入血,从而引起甲状腺危象。

五、急诊处理

一旦发生危象则需积极抢救。

(一)抑制甲状腺激素合成

此项措施应在甲状腺危象确诊后最先立即进行。首选丙基硫氧嘧啶,首次剂量 600 mg 口服或经胃管注入。如无丙基硫氧嘧啶时可用等量甲巯咪唑 60 mg。继用丙基硫氧嘧啶 200 mg 或甲巯咪唑 20 mg,1 次/6～8 小时,每天 3～4 次,口服,待症状减轻后改用一般治疗剂量。还可用丙基硫氧嘧啶或甲巯咪唑与心得安和琥珀酸氢化可的松(50 mg),三者合用,每 6 小时 1 次,可加强抑制 T_4 转变为 T_3。

(二)抑制甲状腺激素释放

服丙基硫氧嘧啶后 1～2 小时再加用口服复方碘溶液(即卢戈氏液,含碘 5%),首剂 2～3 mL(30～45 滴),以后每 6～8 小时 2 mL(30 滴),至危象消失为止。不能口服者由直肠注入,紧急时注射复方碘溶液 4～12 mL(溶于 1 000 mL 0.9%的盐水中),24 小时内,或用 12.5%的碘化钠 0.5～1.0 g 加入 5%的葡萄糖生理盐水 500 mL 中静脉滴注 12～24 小时,以后视病情逐渐减量,一般使用 3～7 天停药。如患者对碘剂过敏,可改用碳酸锂 0.5～1.5 g,每天分 3 次口服,连服数天。

(三)抑制组织中 T_4 转换为 T_3 和(或)抑制 T_3 与细胞受体结合

丙基硫氧嘧啶、碘剂、β 受体阻滞剂和糖皮质激素均可抑制组织中 T_4 转换为 T_3。

1.碘剂

如甲状腺危象是由于甲状腺炎或应用过量甲状腺激素制剂所致,用碘剂迅速抑制 T_4 转换为 T_3 比抑制甲状腺激素合成更重要。而且,大剂量碘剂还可抑制 T_3 与细胞受体结合。

2.β 受体阻滞剂

如无哮喘或心功能不全,应加用普萘洛尔 30～50 mg,每 6～8 小时口服 1 次,对控制心血管症状的效果显著,必要时可稀释 1～2 mg 缓慢静脉注射,视需要可间歇给 3～5 次。可在心电图监护下给药。

3.氢化可的松

此药除抑制 T_4 转换为 T_3、阻滞甲状腺激素释放、降低周围组织对甲状腺激素的反应外,还可增强机体的应激能力。用 $200\sim400$ mg 氢化可的松加入5％～10％葡萄糖盐水中静脉滴注,以后用100 mg每 $6\sim8$ 小时 1 次。

(四)降低血甲状腺激素浓度

在上述常规治疗效果不满意时,可选用血液透析、腹膜透析或血浆置换等措施迅速降低血甲状腺激素浓度。一般说来,患者血清甲状腺激素水平不太高,极个别患者需用血液透析术或腹膜透析法以去除过高的血清甲状腺激素。

(五)抗交感神经药物

如有严重的心力衰竭及哮喘时不宜用普萘洛尔,可用利血平 $1\sim2.5$ mg 肌内注射,每 $6\sim8$ 小时 1 次。

(六)支持治疗

(1)应监护心、肾、脑功能,迅速纠正水电解质和酸碱平衡紊乱,静脉输液,补充足够的葡萄糖、热量和多种维生素等,维持水与电解质平衡。

(2)积极治疗诱发因素,必要时给予抗生素、抗过敏药物及加强手术后的护理等。去除诱因,防治基础疾病是预防危象发生的关键。尤其要注意积极防治感染和作好充分的术前准备。出现心力衰竭时,应给予吸氧,使用利尿剂及洋地黄制剂。

(七)对症治疗

1.高热者给予物理降温

必要时,可用中枢性解热药,如对乙酰氨基酚(扑热息痛)等,但应注意避免应用乙酰水杨酸类解热剂(因其可使 FT_3、FT_4 升高)。必要时可试用异丙嗪、哌替啶各50 mg静脉滴注。

2.镇静剂

安定口服或肌内注射;亦可用冬眠药物。苯巴比妥钠是最好的镇静剂,它使 T_4 及 T_3 分解代谢增快,使其活性降低,最终使血清 T_4 及 T_3 水平降低。

3.降温

乙醇擦浴或冰袋冷敷,必要时进行冰水灌肠,与冬眠药物合用。

(八)预防再发

待危象控制后,应根据具体病情,选择适当的甲亢治疗方案,并防止危象再次发生。

(九)护理

(1)严密观察病情变化,注意血压、脉搏、呼吸、心率的改变,观察神志、精神状态、腹泻、呕吐、脱水的改善情况。

(2)保持环境的安静、安全,嘱患者绝对卧床休息,室内光线不宜太强,以免影响患者休息。

(3)加强精神心理护理,解除患者精神紧张,给予安慰解释。应指导患者家属避免紧张情况,多给予患者情绪上的支持。

(4)手术后密切注意脉搏、血压、呼吸和体温改变,警惕发生危象,一旦出现,应立即采取措施,并报告有关医师。

(5)高热患者应迅速降温:①降低室内温度;②头敷冰帽;③大血管处放置冰袋;④遵医嘱采用人工冬眠。

(6)迅速建立静脉输液途径,并按医嘱完成治疗任务。

(7)给予高热量饮食,鼓励患者多饮水,饮水量每天为 2 000～3 000 mL,昏迷者给予鼻饲饮食,注意水电解质平衡。

(8)呼吸困难、发绀者给予半卧位、吸氧(2～4升/分)。

(9)对谵妄、躁动者注意安全护理,使用床挡,防止坠床。

(10)昏迷者防止吸入性肺炎,防止各种并发症的发生。

第四节 肾上腺危象

肾上腺危象亦称急性肾上腺皮质功能不全,是由于肾上腺皮质功能急性衰竭,皮质醇和醛固酮绝对或相对缺乏所致的内科急症。临床表现主要为高热(或无发热)、恶心、呕吐、失水、低血压、意识障碍以至昏迷,如能及时抢救,可挽救患者生命,否则多以死亡告终。肾上腺危象可发生于原有肾上腺皮质功能不全的基础上,亦可发生于肾上腺皮质功能良好的情况下。

一、分类

(一)发生于肾上腺皮质功能减退基础上

(1)慢性原发性肾上腺皮质功能不全,或一些先天性肾上腺皮质疾病如先天性肾上腺皮质发育不全等所致的肾上腺皮质功能不全,在感染、手术、创伤、过劳、大汗、呕吐、腹泻等应激状态下,机体需要肾上腺皮质激素的量增加,或在肾上腺皮质激素替代治疗过程中药物中断,均可使体内肾上腺皮质激素不能适应机体需要,从而诱发危象。

(2)垂体前叶减退症所导致的继发性肾上腺皮质功能不全在应激状态下未能及时补充肾上腺皮质激素,部分患者可能由于在皮质激素治疗之前使用甲状腺激素,或甲状腺激素剂量过大,从而使肾上腺皮质激素转换及代谢增速,以致体内肾上腺皮质激素不足。

(3)双侧肾上腺全切除、次全切除或一侧切除但对侧明显萎缩者,术后如未能及时予以合理的皮质激素替代治疗,易于在感染或劳累等应激状态下诱发危象。

(4)长期使用大剂量肾上腺皮质激素治疗的患者,在药物突然中断或撤退过速时,由于垂体-肾上腺皮质轴受外源性皮质激素长期反馈抑制,以致不能分泌足够的肾上腺皮质激素而导致危象。

(二)发生于肾上腺皮质功能良好基础上

1.败血症

严重败血症可引起肾上腺危象,称华-弗综合征,是由于双侧肾上腺皮质出血、坏死所致。常见的致病菌为脑膜炎球菌,其次为流感杆菌、A族溶血性链球菌、金黄色葡萄球菌等。败血症所致的双侧肾上腺坏死可能为过度的促肾上腺皮质激素刺激和血液供应不足导致的,另外可能与弥散性血管内凝血所致的肾上腺皮质出血和坏死有关。

2.抗凝治疗

在肝素、双香豆素及其衍生物的治疗过程中,可引起双侧肾上腺皮质出血,多见于老年人。

3.肾上腺静脉血栓形成

临床较少见,可发生于产后和严重烧伤患者。

4.其他

白血病、癌转移、肾上腺静脉造影和癫痫持续状态,均可导致双侧肾上腺出血及坏死。

二、诊断

(一)临床表现特点

肾上腺危象大多起病急骤,患者表现出明显的疲乏、头痛、恶心、呕吐,常伴腹泻、腹痛,肋脊角疼痛及压痛。由抗凝剂治疗所致者多于用药 7 天后发病,开始时感腹部不适、腹胀,继而剧烈腹痛伴腹肌紧张。肾上腺静脉血栓形成所致者,常突然剧烈腹痛,疼痛位于患侧脐旁肋缘下约 7 cm 处,腹部柔软。体温可达 40 ℃以上,为病情严重征象,但少数亦可体温不升高。除继发于垂体功能减退者外,患者表现为失水、皮肤干燥、弹性差、舌干;严重者机体失水总量达 3 L 以上,以至循环衰竭、血压下降、少尿、无尿、肾功能减退、血尿素氮增高。血糖降低,患者常因此而导致抽搐。由于神经中枢代谢和功能受损,患者表现极度软弱、烦躁,进而淡漠、嗜睡,最后进入昏迷。严重败血症所致者,病情进展迅速,很快进入休克状态,常有皮肤瘀斑和出血点。少数肾上腺危象患者呈亚急性经过,开始时患者感疲乏、神志淡漠或烦躁不安,逐渐进入极度虚弱状态,最后出现虚脱和昏迷。

(二)实验室检查特点

大多数肾上腺危象患者可有电解质紊乱和低血糖。由于皮质醇和醛固酮不足使肾脏储钠功能和自由水排出障碍,远端小管排钾、氢和铵功能降低,出现低血钠、高血钾和轻度酸中毒,血清钠和钾比值可由正常的 30:1 降至 25:1 以下。部分患者可出现轻度血钙升高;脱水和肾小球滤过功能降低可出现肾前性氮质血症,血尿素氮升高。嗜酸性粒细胞直接计数常>0.3×10⁹/L,提示肾上腺皮质激素不足。血皮质醇测定低于 275.9 nmol/L(10 μg/dL)或人工合成促肾上腺皮质激素试验血浆皮质醇较治疗前升高少于193.1 nmol/L(7 μg/dL),或绝对值低于 496.6 nmol/L(18 μg/dL),24 小时尿 17-羟皮质醇低于 10 mg,提示肾上腺皮质储备功能低下。

(三)诊断要点和鉴别诊断

根据病史、临床表现以及有低血糖、低血钠、高血钾、嗜酸性粒细胞增多和皮质醇、醛固酮不足的实验室依据,可考虑本病,如血皮质醇浓度水平降低、肾上腺皮质储备功能低下则诊断可以成立。本病应注意与尿毒症昏迷、肝昏迷、糖尿病酮症酸中毒昏迷和糖尿病非酮症高渗性昏迷等鉴别。根据病史、临床特点和实验室检查,鉴别诊断多无困难。患者血皮质醇多升高,而肾上腺危象血皮质醇则降低。使用抗凝剂治疗的心肌梗死患者,由于双侧肾上腺皮质出血所致肾上腺危象需与心肌梗死所致的病情恶化鉴别。后者多无剧烈腹痛,腹肌不紧张,而且有血清天冬氨酸氨基转移酶增高和心电图异常等表现,血皮质醇不降低。

三、治疗

本病为内科严重急症,一经临床诊断即需进行抢救,不必等待血皮质醇等检验结果出来。治疗包括纠正水电解质紊乱、补充足够的皮质激素、治疗诱发因素和抗休克。

(1)抽取血标本测定皮质醇、醛固酮、钾、钠、钙、血尿素氮、肌酐、血糖以及嗜酸性粒细胞直接计数后,立即给予5%葡萄糖氯化钠液或生理盐水静脉滴注。开始第1小时可给予1 000 mL,第2～4小时给予1 000 mL,以后可根据尿量、血细胞比容、血电解质情况适当调整滴注速度。第1天的补液量需达到3 000～5 000 mL。对老年及伴有心肺功能不全的患者进行补液时宜监测中心静脉压。如体重增加,皮肤有可陷性压痕,纠正血容量后尿量不增加,血清钠显著降低,中心静脉压升高,应警惕水中毒。此时应注意输入液量,必要时要限制水分输入。肾上腺危象的低血钠经补充生理盐水和皮质激素后多可纠正,不宜输入高渗盐水和高渗溶液,以免加重细胞脱水。

(2)有条件者可于开始治疗的同时做人工合成促肾上腺皮质激素试验。方法是于第1个1 000 mL液体中加入人工合成促肾上腺皮质激素50 μg、地塞米松10 mg,在60分钟内均匀滴入,于治疗前及滴注后30、60分钟分别取血测定皮质醇浓度。

(3)如不做人工合成促肾上腺皮质激素试验者,可给予氢化可的松治疗。开始用琥珀酸氢化可的松100 mg静脉注射,继以氢化可的松200～400 mg加入补液中(浓度为1 000 mL液体中加入氢化可的松100 mg)静脉滴注24小时。盐皮质激素一般不必应用。

(4)血压下降,主要为纠正血容量,必要时可输注全血、血浆、人血清清蛋白等。如补充血容量后收缩血压仍低于9.33 kPa(70 mmHg),可使用间羟胺或去甲肾上腺素。

(5)每2小时监测血钾、钠、血糖、二氧化碳结合力等。治疗前的轻至中等度的低血钠、高血钾等给予5%葡萄糖生理盐水、皮质激素等治疗后多能纠正。如血钾高于6.5 mmol/L,可给予1.25%或2.5%碳酸氢钠50～100 mmol(4.2～8.4 g),多能有效地降低血钾和改善心律失常。迅速纠正血容量和应用皮质激素后,患者有足够的尿量排出时,可发生低血钾,应密切注意和及时补充。低血糖者静脉注射50%葡萄糖液40～60 mL,随后以5%葡萄糖氯化钠液维持治疗。

(6)有条件时可做血气分析了解酸碱平衡紊乱情况后进行治疗。轻度至中等度的酸中毒经上述治疗后能很快得以纠正,如血 pH＜7.2 或 HCO_3^- 低于 10 mmol/L,可给予碳酸氢钠纠正。

(7)有感染者使用有效抗生素治疗。体温达 40 ℃ 或以上者,应给予物理降温,使体温降至 39 ℃ 左右。使用抗凝剂治疗所致者可用鱼精蛋白。华-弗综合征的发病与弥散性血管内凝血有关,除使用抗生素外,可根据弥散性血管内凝血情况给予肝素治疗。

(8)肾上腺危象多于治疗后 24 小时病情趋向稳定。治疗第 2 天以后的液体入量可根据患者失水情况、尿量、血压等予以调整,一般仍可给予 2 000～3 000 mL。如患者开始清醒,呕吐停止,可给予牛奶、肉汁、糖水、果汁等流质饮食,少量多餐,每 4 小时 1 次,可减少补液量。氢化可的松使用可按前 1 天的总量每天减少 30％～50％给予,或根据病情改为肌内注射或口服,逐渐减至氢化可的松每天 20～30 mg 或可的松每天 25～37.5 mg 的维持剂量以替代治疗。根据病情需要,必要时还需补充盐皮质激素。

第五节　低血糖危象

低血糖危象是由多种原因引起的糖代谢紊乱,致血糖水平降低的一种反应。因血糖下降速度过快、血糖水平过低或个体对低血糖的耐受性较差,患者可突然出现神经系统和心血管系统异常,严重者可造成死亡。

一、病因与发病机制

(一)病因

凡有食物摄入不足,肝糖原贮存减少,糖原异生障碍或胰岛素分泌过多,拮抗胰岛素的激素分泌相对或绝对减少等原发病者,遇有延长进食时间、饮酒、剧烈运动、寒冷、月经来潮、发热等促发因素,均可导致低血糖危象的发生。

产生低血糖危象的原因很多,最常见的是功能性胰岛 B 细胞瘤分泌过多的胰岛素所致。少数是由于非胰腺的中胚叶肿瘤(如某些纤维瘤、纤维肉瘤、平滑肌瘤等,约 80％发生于腹腔内)产生有胰岛素活性的物质(如胰岛素生长因子)过多,也有因应用胰岛素或口服降糖药物过量或酒精中毒引起。

(二)发病机制

正常人血浆葡萄糖维持在一个较恒定的水平,24 小时内波动范围很少超过 2.8 mmol/L(50 mg/dL)。这种葡萄糖内环境的稳定是通过多种激素及酶来维持的。血循环中的葡萄糖是细胞特别是脑细胞能量的主要来源,而脑细胞贮存葡萄糖较少,主要依靠血中葡萄糖随时供给。中枢神经系统每分钟大约需要葡萄糖 100 mg,即每小时 6 mg 或每天 144 g,超过了肝脏可动员的糖原贮存量。如果血中完全没有葡萄糖时,脑内贮备的葡萄糖只需 10~15 分钟即被消耗完。当低血糖症状反复发作并历时较久时,可使脑细胞变性及脑组织充血、坏死。大脑皮质、中脑、延脑活动受抑制,皮层下中枢包括基底节、下丘脑及自主神经中枢相继受累而发生躁动不安、神志不清、痉挛及舞蹈样动作,患者有心动过速、脉搏细弱、瞳孔散大、呼吸浅快、血压下降,甚至发生强直性惊厥,最后进入昏迷。

二、诊断

(一)临床表现

临床症状与血糖下降速度、持续时间长短、个体反应性及基础疾病有关。通常血糖下降越明显、持续时间越久、下降速度越快,器质性疾病越严重,临床症状越明显。

1.交感神经兴奋及肾上腺素分泌增多的症状

在低血糖发生早期或血糖下降速度较快时,可出现面色苍白、腹痛、晕厥、震颤等交感神经兴奋症状。

2.中枢神经系统症状

轻者仅有烦躁不安、焦虑,重者出现语无伦次,视力障碍,精神失常,定向力丧失,痉挛、癫痫样小发作,偶尔可发生偏瘫。如低血糖严重而持久时则进入昏迷,各种反射均消失,最后死亡。新生儿及婴儿低血糖表现以惊厥为重。上述两组症状可先后发生,也可同时出现,但往往以某一组症状较为突出。也可以第一组症状不明显,而很快出现第二组症状而发生昏迷。

(二)辅助检查

(1)血糖危象发作时血糖多低于 1.12 mmol/L(20 mg/dL),甚至更低,个别情况下可测不出。

(2)血浆胰岛素:血浆胰岛素水平高低与血糖水平有关。正常人空腹血浆胰岛素值不超过24 mU/L,当空腹血糖低于 2.8 mmol/L(50 mg/dL)时血浆胰岛素值常低于 10 mU/L;空腹血糖低于 2.2 mmol/L(40 mg/dL)时,空腹血浆胰岛素值常低于 5 mU/L(5 μU/mL)。血浆胰岛素与血糖比值[血胰岛素(mU/L)/血糖(mg/dL)]正常人<0.3,比值>0.3 时怀疑高胰岛素血症;比值>0.4 提示胰岛 B 细胞瘤。而胰岛 B 细胞瘤、异位胰岛素分泌瘤患者,血浆胰岛素水平高,即在低血糖危象发作时其胰岛素水平也不降低。有人提出:血浆胰岛素(μU/mL)×100]/血浆葡萄糖(mg/dL)-30,正常情况下其数值<50;如果数值>50 为可疑;如数值>150,则对胰岛 B 细胞瘤有诊断意义。

(3)口服葡萄糖耐量试验:将该试验延长至 4~5 小时,有可能出现低血糖,对诊断有意义。

(4)激发试验:胰岛素释放试验中胰岛素高峰超过 150 μU/mL;胰高血糖素试验血浆胰岛素水平超过 260 μU/mL;亮氨酸试验血浆胰岛素水平上升超过 40 μU/mL,对低血糖诊断有意义。但上述这些激发试验均有假阳性和假阴性出现,仅能作为辅助诊断。

三、急救措施

一经确诊低血糖危象,应立即静脉给予葡萄糖,以尽量减少低血糖对神经系统的损害。其具体措施如下。

(1)患者意识尚清楚者,可口服糖水或含糖饮料,如严重而持久的意识丧失或有抽搐者,应立即静脉注射 50%葡萄糖 60~100 mL,若仍未改善,可重复注射;然后给予 10%葡萄糖 500~1 000 mL,持续静脉滴注,直到患者清醒为止。若为心、肺、肝、肾功能减退者,可鼻饲糖水。

(2)严重低血糖危象发作,若无肝脏疾病,可给予 0.1%肾上腺素 0.5 mL 皮下注射,以促进糖原分解,减少肌肉利用葡萄糖,提高血糖浓度;也可给予胰高血糖素 1~2 mg 肌内注射,以加强糖原分解,刺激肾上腺素分泌。如因肾上腺皮质功能低下引起的低血糖危象,经上述处理仍不清醒者,可给予氢化可的松 100~300 mg 静脉滴注,抑制胰岛素分泌,增加糖原异生。如因垂体危象、甲状腺危象、肾上腺危象所致低血糖危象,除补充葡萄糖外,还应给予相应激素的替代治疗。

(3)针对病因治疗,如行肿瘤切除手术,不能手术者行药物或放射治疗等。

第六节 糖尿病酮症酸中毒

糖尿病酮症酸中毒为最常见的糖尿病急症,是由于体内胰岛素缺乏引起的以高血糖、高血酮和代谢性酸中毒为主要表现的临床综合征。当代谢紊乱发展至脂肪分解加速、血清酮体积聚超过正常水平时称为酮血症。当酮酸积聚而发生代谢性酸中毒时称为酮症酸中毒,常见于1型糖尿病患者或B细胞功能较差的2型糖尿病患者伴应激时。

一、病因

糖尿病酮症酸中毒发生在有糖尿病基础之上,在某些诱因作用下发病。糖尿病酮症酸中毒多见于年轻人,1型糖尿病易发,2型糖尿病可在某些应激情况下发生。发病过程大致可分为代偿性酮症酸中毒与失代偿性酮症酸中毒两个阶段。诱发糖尿病酮症酸中毒的原因有以下几种。

(一)急性感染

以呼吸、泌尿、胃肠道和皮肤的感染最为常见。伴有呕吐的感染更易诱发。

(二)胰岛素和药物治疗中断

这是诱发糖尿病酮症酸中毒的重要因素,特别是胰岛素治疗中断。有时也可因体内产生胰岛素抗体致使胰岛素的作用降低而诱发。

(三)应激状态

糖尿病患者出现精神创伤、紧张或过度劳累、外伤、手术、麻醉、分娩、脑血管意外、急性心肌梗死等。

(四)饮食失调或胃肠疾病

严重呕吐、腹泻、厌食、高热等导致严重失水,过量进食含糖或脂肪多的食物,酗酒,或每天糖类摄入过少(<100 g)。

(五)不明病因

发生糖尿病酮症酸中毒时往往有几种诱因同时存在,但部分患者可能找不到明显诱因。

二、发病机制

主要病理基础为胰岛素相对或绝对不足、拮抗胰岛素的激素(胰高血糖素、皮质醇、儿茶酚胺类、生长激素)增加及严重失水等,因此产生糖代谢紊乱,血糖不能正常利用,导致血糖增高、脂肪分解增加、血酮增高、继发性酸中毒及水电解质平衡失调等一系列改变。本病发病机制中各种胰岛素拮抗激素相对或绝对增多起重要作用。

(一)脂肪分解增加、血酮增高与代谢性酸中毒的出现

DAK 患者脂肪分解的主要原因有:①胰岛素的严重缺乏,不能抑制脂肪分解。②糖利用障碍,机体代偿性脂肪动员增加。③生长激素、胰高血糖素和糖皮质激素的作用增强,促进脂肪的分解。此时因脂肪动员和分解加速,大量脂肪酸在肝经氧化生成乙酰辅酶 A。正常状态下的乙酰辅酶 A 主要与草酰乙酸结合后进入三羧酸循环。DAK 时,由于草酰乙酸的不足,使大量堆积的乙酰辅酶 A 不能进入三羧酸循环,加上脂肪合成受抑制,使之缩合为乙酰乙酸,再转化为 β 羟丁酸、丙酮,三者总称为酮体。与此同时,胰岛素的拮抗激素作用增强,也成为加速脂肪分解和酮体生成的另一个主要方面。在糖、脂肪代谢紊乱的同时,蛋白质的分解过程加强,出现负氮平衡,血中生酮氨基酸增加,生糖氨基酸减少,这在促进酮血症的发展中也起了重要作用。当肝内产生的酮体量超过了周围组织的氧化能力时,便引起高酮血症。

病情进一步恶化将引起:①组织分解加速。②毛细血管扩张和通透性增加,影响循环的正常灌注。③抑制组织的氧利用。④先出现代偿性通气增强,继而 pH 下降,当 pH<7.2 时,刺激呼吸中枢引起深快呼吸(Kussmaul 呼吸),pH<7.0时,可导致呼吸中枢麻痹,呼吸减慢。

(二)胰岛素严重缺乏、拮抗激素增高及严重脱水

当胰岛素严重缺乏和拮抗激素增高时,糖利用障碍,糖原分解和异生作用加强,血糖显著增高,可超过 19.25 mmol/L,继而引起细胞外高渗状态,使细胞内水分外移,引起稀释性低钠。一般来说,血糖每升高 5.6 mmol/L,血浆渗量增加 5.5 mmol/L,血钠下降 2.7 mOsm/L。此时,增高的血糖由肾小球滤过时,可比正常的滤过率[5.8~11 mmol/(L·min)]高出 5~10 倍,大大超过了近端肾小管回吸收糖[16.7~27.8 mmol/(L·min)]的能力,多余的糖由肾排出,带走大量水分和电解质,这种渗透性利尿作用必然使有效血容量下降,机体处于脱水状态。此外,由此而引起的机体蛋白质、脂肪过度分解产物(如血尿素氮、酮体、硫酸、磷酸)从肺、肾排出,同时厌食、呕吐等症状,都可加重脱水的进程。在脱水状态下的机体,胰岛素利用下降与反调节激素效应增强的趋势又必将进一步发展。

这种恶性循环若不能有效控制,必然引起内环境的严重紊乱。

(三)电解质失衡

因渗透性利尿作用,从肾排出大量水分的同时也丢失 K^+、Na^+ 和 Cl^- 等离子。血钠在初期可由于细胞内液外移和排出增多而引起稀释性低钠,但若失水超过失钠程度,血钠也可增高。血钾降低多不明显,有时由于糖尿病酮症酸中毒时组织分解增加使大量细胞内 K^+ 外移而使测定的血钾不低,但总体上仍以低钾多见。

三、临床表现

绝大多数糖尿病酮症酸中毒见于 1 型糖尿病患者,有使用胰岛素治疗史,且有明显诱因,小儿则多以糖尿病酮症酸中毒为首先症状出现。一般起病急骤,但也有逐渐起病者。早期患者常感软弱、乏力、肌肉酸痛,是糖尿病酮症酸中毒的前驱表现,同时糖尿病本身症状也加重,常因大量尿糖及酮尿使尿量明显增加,体内水分丢失,多饮、多尿更为突出,此时食欲缺乏、恶心、呕吐、腹痛等消化道症状及胸痛也很常见。老年有冠心病者可并发心绞痛,甚至伴发心肌梗死及心律失常或心力衰竭等。由于糖尿病酮症酸中毒时心肌收缩力减低,每搏输出量减少,加之周围血管扩张,血压常下降,导致周围循环衰竭。

(一)严重脱水

皮肤黏膜干燥、弹性差,舌干而红,口唇樱桃红色,眼球下陷,心率增快,心音减弱,血压下降,并可出现休克及中枢神经系统功能障碍,如头痛、神志淡漠、恍惚,甚至昏迷。少数患者可在脱水时出现上腹部剧痛、腹肌紧张、腹部压痛,酷似急性胰腺炎或外科急腹症,胰淀粉酶亦可升高,但非胰腺炎所致,与严重脱水和糖代谢紊乱有关,一般在治疗 2～3 天后可降至正常。

(二)酸中毒

可见深而快的 Kussmaul 呼吸,呼出气体呈酮味(烂苹果味),但患者常无呼吸困难感觉,少数患者可并发呼吸窘迫综合征。酸中毒可导致心肌收缩力下降,诱发心力衰竭。当 pH＜7.2 时,中枢神经系统受抑制,出现倦怠、嗜睡、头痛、全身痛、意识模糊和昏迷。

(三)电解质失衡

早期低血钾常因病情发展而进一步加重,可出现胃肠胀气、腱反射消失和四肢麻痹,甚至有麻痹性肠梗阻的表现。当同时合并肾功能损害,或因酸中毒致使

细胞内大量 K^+ 进入细胞外液时,血钾也可增高。

(四)其他

肾衰竭时少尿或无尿,尿检出现蛋白尿、管型尿;部分患者可有发热,病情严重者体温下降,甚至降至 35 ℃ 以下,这可能与糖尿病酮症酸中毒时血管扩张和循环衰竭有关;尚有少数患者可因 6-磷酸葡萄糖脱氢酶缺乏而产生溶血性贫血或黄疸。

四、实验室检查

(一)尿糖、尿酮检查

尿糖、尿酮强阳性,但当有严重肾功能损害时,由于肾小球滤过率减少而导致肾糖阈增高时,尿糖和尿酮亦可减少或消失。

(二)血糖、血酮检查

血糖明显增高,多高达 16.7~33.3 mmol/L,有时可达 55.5 mmol/L 以上;血酮体增高,正常<0.6 mmol/L,>1.0 mmol/L 为高血酮,>3.0 mmol/L 提示酸中毒。

(三)血气分析

代偿期 pH 可在正常范围,HCO_3^- 降低;失代偿期 pH<7.35,HCO_3^- 进一步下降,碱剩余负值增大。

(四)电解质测定

血钾正常或偏低,尿量减少后可偏高,血钠、血氯多偏低,血磷低。

(五)其他

肾衰竭时,血尿素氮、肌酐增高,尿常规可见蛋白尿、管型尿,白细胞计数多增加。

五、诊断及鉴别诊断

糖尿病酮症酸中毒的诊断基于以下条件:①尿糖强阳性。②尿酮体阳性,但在肾功能严重损伤或尿中以β羟丁酸为主时尿酮可减少甚至消失。③血糖升高,多为 16.7~33.3 mmol/L,若>33.3 mmol/L,要注意有无高血糖高渗状态。④血 pH 常<7.35,HCO_3^- 为 10~15 mmol/L。在早期代偿阶段,血 pH 可正常,但碱剩余负值增大。关键在于对临床病因不明的脱水、酸中毒、休克、意识改变进而昏迷的患者应考虑到糖尿病酮症酸中毒的可能。若尿糖、尿酮体阳性,血糖明显

增高,无论有无糖尿病史,都可结合临床特征而确诊。

糖尿病酮症酸中毒可有昏迷,但在确立是否为糖尿病酮症酸中毒所致时,除需与高血糖高渗状态、低血糖昏迷和乳酸性酸中毒进行鉴别外,还应注意脑血管意外的出现,应详查神经系统体征,特别要急查头颅 CT,以资鉴别,必须注意二者同时存在的可能性。

六、急诊处理

治疗原则为尽快纠正代谢紊乱,去除诱因,防止各种并发症。补液和胰岛素治疗是纠正代谢紊乱的关键。

(一)补液

输入液体的量及速度应根据患者脱水程度、年龄及心脏功能状态而定。一般每天总需要量按患者原体重的 10% 估算。首剂生理盐水为 1 000～2 000 mL,1～2 小时静脉滴注完毕,以后每 6～8 小时输 1 000 mL 左右。补液后尿量应在每小时 100 mL 以上,如仍尿少,表示补液不足或心、肾功能不佳,应加强监护,酌情调整。昏迷者在苏醒后,要鼓励口服液体,逐渐减少输液,较为安全。

(二)胰岛素治疗

常规以小剂量胰岛素为宜,这种用法简单易行,不必等血糖结果;无迟发性低血糖和低血钾反应,经济、有效。实施时可分两个阶段进行。

1.第 1 阶段

患者诊断确定后(或血糖＞16.7 mmol/L),开始先静脉滴注生理盐水,并在其中加入短效胰岛素,每小时给予每千克体重 0.1 U 胰岛素,使血清胰岛素浓度恒定达到 100～200 μU/mL,每 1～2 小时复查血糖。如血糖下降＜30%,可将胰岛素加量;对有休克和(或)严重酸中毒和(或)昏迷的重症患者,应酌情静脉注射,首次负荷剂量 10～20 U 胰岛素;如下降＞30%,则按原剂量继续静脉滴注,直至血糖下降为≤13.9 mmol/L后,转第 2 阶段治疗;当血糖≤8.33 mmol/L 时,应减量使用胰岛素。

2.第 2 阶段

当患者血糖下降至≤13.9 mmol/L 时,将生理盐水改为 5% 葡萄糖(或糖盐水),胰岛素的用量则按葡萄糖与胰岛素之比为(3～4)∶1(即每 3～4 g 糖给胰岛素 1 U)继续点滴,使血糖维持在 11.1 mmol/L 左右。酮体阴性时,可过渡到平时治疗剂量,但在停止静脉滴注胰岛素前 1 小时,酌情皮下注射胰岛素 1 次,以防血糖的回升。

(三)补钾

糖尿病酮症酸中毒者从尿中丢失钾,加上呕吐与摄入减少,必须补充。但测定的血钾可因细胞内 K^+ 转移至细胞外而在正常范围内,因此,除非患者有肾功能障碍或无尿,一般在开始治疗即进行补钾。补钾量应根据血钾和尿量进行调整:治疗前血钾低于正常,立即开始补钾,前 2～4 小时通过静脉输液每小时补钾为 13～20 mmol/L(相当于氯化钾 1.0～1.5 g);血钾正常、尿量＞40 mL/h,也立即开始补钾;血钾正常、尿量＜30 mL/h,暂缓补钾,待尿量增加后再开始补钾;血钾高于正常,暂缓补钾。使用时应随时进行血钾测定和心电图监护。如能口服,用肠溶性氯化钾 1～2 g,3 次/天。用碳酸氢钠时,鉴于它有促使 K^+ 进入细胞内的作用,故在滴入 5％碳酸氢钠 150～200 mL 时,应加氯化钾 1 g。

(四)纠正酸中毒

患者酸中毒是因酮体过多所致,而非 HCO_3^- 缺乏,一般情况下不必用碳酸氢钠治疗,大多可在输注胰岛素及补液后得到纠正。反之,易引起低血钾、脑水肿、反常性脑脊液 pH 下降和因抑制氧合血红蛋白解离而导致组织缺氧。只有 pH＜7.1 或二氧化碳结合力为 4.5～6.7 mmol/L、HCO_3^- ＜5 mmol/L时,给予碳酸氢钠50 mmol/L治疗。

(五)消除诱因,积极治疗并发症

并发症是关系到患者预后的重要方面,也是酮症酸中毒病情加重的诱因,如心力衰竭、心律失常、严重感染等,都须积极治疗。此外,对患者应用鼻导管供氧,严密监测神志、血糖、尿糖、尿量、血压、心电图、血气、血浆渗量、血尿素氮、电解质及出入量等,以便及时发现病情变化,及时予以处理。

参 考 文 献

[1] 李宏伟,姜福程,衣朝华.现代临床危重症诊疗学[M].长春:吉林科学技术出版社,2019.

[2] 朱红林.临床急危重症救治精要[M].开封:河南大学出版社,2020.

[3] 庚俐莉.呼吸科急危重症救治手册[M].郑州:河南科学技术出版社,2019.

[4] 胡永辉.临床急危重症诊疗精要[M].长春:吉林科学技术出版社,2019.

[5] 李爱红.临床危重症监护学[M].天津:天津科学技术出版社,2019.

[6] 潘建亮.呼吸系统危重症诊治精要[M].长春:吉林科学技术出版社,2019.

[7] 游浩元.急危重症处置要点与救治关键[M].开封:河南大学出版社,2019.

[8] 王丽杰.儿科急危重症救治手册[M].郑州:河南科学技术出版社,2019.

[9] 李志刚.急危重症诊断与处理[M].长春:吉林科学技术出版社,2019.

[10] 刘春峰,魏克伦.儿科急危重症[M].北京:科学出版社,2019.

[11] 屈纪富.新编急危重症学[M].昆明:云南科技出版社,2019.

[12] 解悍东.危重症临床诊疗思维与实践[M].长春:吉林科学技术出版社,2019.

[13] 毛之奇.外科急危重症救治手册[M].郑州:河南科学技术出版社,2019.

[14] 王印华.现代急危重症监护与治疗[M].长春:吉林科学技术出版社,2019.

[15] 隋晓宇.危重症救护技术与实践[M].长沙:湖南科学技术出版社,2019.

[16] 陈宁南.急危重症诊疗指南[M].天津:天津科学技术出版社,2019.

[17] 马振芝.急危重症护理实践[M].郑州:郑州大学出版社,2019.

[18] 罗社文.急危重症救治学[M].长春:吉林大学出版社,2019.

[19] 刘桂花.急危重症临床速查[M].北京:北京大学医学出版社,2019.

[20] 宋立芘.临床急危重症救治与护理[M].长春:吉林科学技术出版社,2019.

[21] 徐金燕.急危重症诊疗与监护[M].天津:天津科学技术出版社,2019.

［22］张军利,汤庆宾,张宪静.急诊医学与危重症学［M］.汕头:汕头大学出版社,2019.

［23］申红玲.危重症临床救护精要［M］.长春:吉林大学出版社,2019.

［24］马景贺.新编急危重症医学［M］.天津:天津科学技术出版社,2019.

［25］董敏娜,肖云.常见急危重症病例处理流程［M］.长春:吉林大学出版社,2019.

［26］侯希炎.急危重症救治精要［M］.福州:福建科学技术出版社,2019.

［27］王毅鑫.新编急危重症诊断与处理措施［M］.长春:吉林科学技术出版社,2019.

［28］王海燕.现代急危重症救护精要［M］.天津:天津科学技术出版社,2019.

［29］尹爱菊.临床常见急危重症护理实践［M］.长春:吉林科学技术出版社,2019.

［30］苏薇薇.临床实用急危重症医学［M］.昆明:云南科技出版社,2019.

［31］李霞.急危重症基础与临床思维［M］.天津:天津科学技术出版社,2019.

［32］苗凤英.急危重症护理学［M］.长春:吉林科学技术出版社,2019.

［33］邢效如.急危重症临床诊断与治疗［M］.天津:天津科学技术出版社,2019.

［34］张洪亮.急危重症诊疗要点［M］.长沙:湖南科学技术出版社,2020.

［35］姜铁超.急危重症诊疗实践［M］.长春:吉林科学技术出版社,2019.

［36］葛宏升.对休克及其治疗的再认识［J］.世界最新医学信息文摘,2019(71):94-96.

［37］姜丽凤.ICU重症护理的隐患及预防措施［J］.中国医药指南,2019,17(19):223-224.

［38］王东辉,张方.重症支气管哮喘的诊治进展［J］.中华肺部疾病杂志,2019,12(5):638-641.

［39］郭伟,陈翠,王银凤,等.ICU重症血液净化临床应用观察［J］.临床急诊杂志,2019,20(11):900-904.

［40］黄敏江,王启东.危重症患者心力衰竭的危险因素分析［J］.中国医学创新,2019,16(21):21-24.